中國近現代頤養文獻彙刊·導引攝生專輯

第五冊

劉曉蕾　主編

太極拳譜理董／辨僞合編
太極拳淺説
新太極拳書
王宗岳太極拳經·王宗岳陰符槍譜

廣陵書社

太極拳譜理董／辨僞合編

徐震　著

正中書局　民國二十六年四月初版

太極拳譜理董辨僞合編

哲東

徐震著

太極拳譜理董辨僞合編

正中書局總代售

太極拳譜理董序

往見太極拳譜，有太極拳論，十三勢歌，十三勢行功心解，打手歌，太極拳式等中惟太極拳論標王宗岳作，自餘諸篇，不知誰氏所撰。以爲此譜傳自永年楊氏，楊氏太極拳學，得諸溫縣陳氏，作者，殆出於陳氏耶。於是頗思搜求陳氏舊籍，以相參證。其後從郝先生月如習太極拳，得見李亦畬手寫太極拳譜，與楊氏本頗有出入。其身法，刀法，槍法，及打手撒放八字，則楊本所無者，自王宗岳太極拳論至解曰各章之末，有武禹襄氏幷識數字，此後方列打手歌六句，（即掤握擠按須認眞六句。）及打手撒放八字，（即掤，業，遠，咳，呼，吭，呵，哈八字。）又疑論出於王宗岳，十三勢歌出於陳氏，解則武禹襄所撰，其打手歌六句，或者尚在王宗岳太極拳論之前，以論中有察四兩撥千斤之句，似徵引打手歌也。然終以未見陳氏書，不敢自信。去歲春，得溫縣陳品三所箸太極拳圖說，惟太極拳架名目略同，又太極拳箸解篇末，有七言韻語兩首各四句，其第一首四句，與譜中打手歌略同，其他文字，與譜中各篇，絕不相類。獨圖說之末，附杜育萬補入之歌訣一篇，謂述蔣發受山西師傳者，則與譜中一舉動章文辭頗復相合，益疑不能明。既而，獲交陳君子明，子明爲品三之族子，曾習拳於品三。予因詢以楊氏太極拳譜、陳溝有之乎。子明曰，理則有之，文所無也。吾卽示以品三書中杜育萬之說。則曰，此因楊氏之學大行，學者聞彼之說，轉相蹈襲，非陳氏所本有，杜氏固今人，未能深考其源也。其年夏，子明反故里，挾所得舊鈔本數種來京，予遍撿其書，亦惟打手歌六句，太極拳架名目及槍法有與郝氏譜相同者，此外或一字不相犯。今年夏自鄂東歸，於張君士一處，得見永年李氏廉讓堂本太極拳譜，文辭一仍禹襄亦畬之舊，分章編次，乃亦畬孫槐蔭所爲。觀此譜所定武李兩氏之箸述，則吾向以爲解曰各章皆撰自禹襄，頗近得之。未幾，月如先生復示余家藏抄本太極拳譜，較李氏手寫本多一跋，亦李亦畬所撰，謂此譜得諸舞陽縣鹽店，兼積諸家講論，並參鄙見云云，於是知王宗岳論不出於陳氏，絕無疑義矣。各章孰爲王宗岳舊譜，孰爲禹襄所附益，亦可得而言。王宗岳太極拳論，其爲舊譜，固不待辨。其打手要言，舊譜僅內固精神，外示安逸，及彼不動，己不動，彼微動，己先動六句，餘文皆武氏所推演，故亦畬手寫本與武氏所作各章雜廁，廉讓堂本又以次於王宗岳論之後，蓋亦畬未加區別，槐蔭則有所聞而未審也。據萇乃周所箸書中，論打法有云，彼不動，我不動，彼欲動，我先動，又論出手有云，內固精神，外示安逸。蓋爲乾隆間人，不能引及武氏之箸述，則此六句，非武氏語可知矣。至十三勢架名目，十三刀，十三槍。槍法則皆本諸陳氏，然僅憑口耳相傳，故與陳氏舊譜，不免時有岐異。其四刀法或武禹襄所造。至打手歌六句，則陳氏得諸王宗岳，而宗岳復有所自來，非出自撰，故于論中徵引及之。而陳氏各譜所記。亦不一致，良由韵語易記，故陳氏僅憑口傳，初未筆之于書，久而漸有岐異也。身雖動，心貴靜一章，每一動，惟手先着力一章，確爲禹襄所撰。十三總勢歌，亦出王宗岳舊譜，故李亦畬以歌辭與解說相互證也。其歌辭解說互證者十條，亦畬寫本，在禹襄所作各章中，自可依據，廉讓堂本，編入亦畬著述內，則槐蔭之誤也。敷蓋對吞四字密訣，手寫本無之，廉讓堂本以爲禹襄作、此當可信。十三勢一章，（廉讓堂本作太極釋名，此必槐蔭所改定。）身法八目，陳氏舊譜所無，亦武氏所記。打手撒放八字，亦武氏自記其心得，惟各勢白話歌一篇，廉讓堂本有而寫本無，楊氏拳譜中亦無之，月如先生謂是其父爲眞作，廉讓堂本則不言誰氏作，今無由質定，要非王宗岳譜中所有也。

然則楊氏拳譜，取諸武氏，無可疑矣。楊氏何以能得諸武氏，且何以肯用武氏書，則以禹襄初曾學於楊露蟬，露蟬之子班候，又曾受學於禹襄，露蟬至北京授技，爲禹襄之兄酌堂所引薦，故兩家之學相流通也。

然則今楊氏所傳本，與李氏手寫本大異，何也。曰，楊氏所得，乃武氏初定本，李氏手寫本，或後來之改訂本，或間有李氏所竄入者，亦未可知。

楊氏本中，以太極拳論爲張三豐之緒言，何也。曰，此蓋楊氏之徒，聞內家外家之說，而王宗岳之名，又適與王宗相似，故附會之也。觀亦畬五字訣序，言太極拳不知始於何人，絕不稱道張三豐，陳氏舊譜，亦無出於張三豐之說，則知張三豐之說，出於楊氏之徒，而非武氏所及知，無論陳氏矣。余既考明太極拳譜之由來，因析別武氏之作，寫定王氏舊譜，以便觀省，其諸析別之由，具在太極拳考信錄，茲不詳也。

中華民國二十四年十一月十五日徐震撰

例言

一，近日通行太極拳譜，王宗岳原本，與武禹襄之著述，混而不分，以致篇題序次，多不可通。玆特析而別之，庶幾怡然理順。

一，分辨王氏原譜與武氏之著述，具在序中。覽者更欲求詳，可觀拙著太極拳考信錄。

一，外間太極拳譜多由楊氏傳出，武李之書，見者尙希，故特將李亦畬手寫本太極拳譜及其自著之文，全行收入，以便學者之考覽。

一，是編旣列李寫本全文于後，故于武禹襄之著述，多從楊氏所傳本，以楊氏所傳者，固禹襄之初改本，其後定本則可于李寫本中得之也。

一，武氏於拳譜竄改不止一次，卽如出于楊氏拳譜中之十三勢，他本大都相同，惟劉彩臣本獨異，似劉本猶存最初竄叒之迹。故取劉本，而以他本之文附錄于後焉。

一，十三勢行工歌解十條，與楊氏所傳本以心行氣一章語多重複，蓋禹襄先成十條，後乃聯綴成篇也。旣聯綴成篇，故删去十條矣。及亦畬寫拳譜時，蓋以爲不盡相同，與後定本尤多出入，故復鈔納。今以此十條，旣爲武氏之著述，故仍附存於十三勢行工心解之後。

一，身法八目，廉讓本較手寫本多鬆肩沉肘二事，今據補入。

一，四字密訣，獨見于廉讓堂本，今輯入。

一，打手撒放八字，雖已見於李寫本，以彙集武禹襄之著述，不可遺之，故仍錄入。

一，亦畬太極拳譜跋有關太極拳譜之來歷，今亦鈔列于手寫本之後，

一，各篇文字擇善而從，所從之本不註，以免繁冗。學者欲知其審，可觀太極拳考信錄。

萇氏武技書

徐震編訂

一册　實價五角

正中書局總代售

汜水縣萇乃周，爲清乾隆時極有名之儒拳師，其著作雖曾經排印一次，流傳既少且編次淩亂，字句訛誤，是編經徐先生重加編定，文爲校訂記附于書後，絕不改動原書一字，而文皆可讀，嗜武術者固宜研究及之，志在整理武術書籍者，尤足資以參考也。

太極拳譜理董目錄

王宗岳原譜

武禹襄著述

太極拳譜理董目錄　　二

李亦畬手寫拳譜

李亦畬手寫著述

太極拳譜理董

武進徐震哲東撰

王宗岳原譜

太極拳論

太極者，無極而生，陰陽之母也。動之則分，靜之則合，無過不及，隨曲就伸。人剛我柔謂之走，我順人背謂之粘。動急則急應，動緩則緩隨。雖變化萬端，而理唯一貫。由着熟而漸悟懂勁，由懂勁而階及神明，然非用力之久，不能豁然貫通焉。虛領頂勁，氣沉丹田，不偏不倚，忽隱忽現，左重則左虛，右重則右杳，仰之則彌高，俯之則彌深，進之則愈長，退之則愈促，一羽不能加，蠅蟲不能落，人不知我，我獨知人，英雄所向無敵，蓋皆由此而及也。斯技旁門甚多，雖勢有區別，概不外壯欺弱，慢讓快耳。有力打無力，手慢讓手快，是皆先天自然之能，非關學力而有也。察四兩撥千斤之句，顯非力勝，觀耄耋禦衆之形，快何能爲。立如枰準，活似車輪，偏沉則隨，雙重則滯，每見數年純功，不能運化者，率皆自爲人制，雙重之病未悟耳。欲避此病，須知陰陽，粘卽是走，走卽是粘，陽不離陰，陰不離陽，陰陽相濟，方爲懂勁。懂勁後，愈練愈精，默識揣摩，漸至從心所欲。本是舍已從人，多誤舍近求遠，所謂差之毫厘，謬之千里，學者不可不詳辨焉。是爲論。

十三勢

十三勢者，掤、攦、擠、按、採、挒、肘、靠、進、退、顧、盼、定也。

十三勢行工歌訣

十三總勢莫輕視，命意源頭在腰隙。變轉虛實須留意，氣遍身軀不稍癡。靜中觸動動猶靜，因敵變化是神奇。勢勢存心揆用意，得來不覺費工夫。刻刻留心在腰間，腹內鬆靜氣騰然。尾閭中正神貫頂，滿身輕利頂頭懸。仔細留心向推求，屈伸開合聽自由。入門引路須口授，工用無息法自休。若言體用何爲準，意氣君來骨肉臣。詳推用意終何在，益壽延年不老春。歌兮歌兮百四十，字字眞切義無疑，若不向此推求去，枉費工夫遺歎惜。

打手要言

內固精神，外示安逸。

彼不動，已不動。彼微動，已先動。

打手歌

掤攦擠按須認直，上下相隨人難進，任他巨力來打我，捧動四兩撥千斤。引進落空合即出，沾連黏隨不丢頂。

武禹襄著述

長拳十三勢

長拳者，如長江大海，滔滔不絕也。

十三勢者，掤、握、擠、按、採、挒、肘、靠、進、退、顧、盼、定也。掤、握、擠、按，四正方也採、挒、肘、靠，四隅也。進、退、顧、盼、定，卽進步、退步、左顧、右盼、中定也。

震按、別本於十三勢云，十三勢者，掤、握、擠、按、採、挒、肘、靠，此八卦也。進步、退步、左顧、右盼、中定，此五行也。掤、握、擠、按，卽乾、坤、坎、離，四正方也，採、挒、肘、靠，卽巽、震、兌、艮，四斜角也，進、退、顧、盼、定，卽金木水火土也。

十三勢行工心解

解曰，以心行氣，務令沈着，乃能收斂入骨。以氣運身，務令順遂，乃能便利從心。精神能提得起，則無遲重之虞，所謂項頭懸也。意氣須換得靈，乃有圓活之趣，所謂變動虛實也。發勁須沉着鬆淨，專主一方。立身須中正安舒，支撐八面。行氣如九曲珠，無微不到。（原注：氣遍身軀之謂，）運勁如百鍊鋼，何堅不摧。形如搏兔之鶻，神如捕鼠之貓。靜如山岳，動若江河。蓄勁如開弓，發勁如放箭。曲中求直，蓄而後發。力由脊發，步隨身換。收即是放，連而不斷。往復須有摺疊，進退須有轉換。極柔軟，然後極堅剛。能呼吸，然後能靈活。氣以直養而無害，勁以曲蓄而有餘。心爲令，氣爲旗，腰爲纛，先求開展，後求緊湊，乃可臻於縝密矣。

又曰，先在心，後在身，腹鬆，氣斂入骨，神舒體靜，刻刻在心。切記一動無有不動，一靜無有不靜。牽動往來，氣貼背，斂入脊骨。內固精神，外示安逸。邁步如貓行，運勁如抽絲。全身意在精神，不在氣，在氣則滯。有氣者無力，養氣者純剛，氣若車輪，腰如車軸。

又曰，彼不動，己不動，彼微動，己先動。似鬆非鬆，將展未展，勁斷意不斷。

又曰，一舉動，周身俱皆輕靈，尤須貫串。氣宜鼓盪，神宜內斂，無使有缺陷處，無使有凹凸處，無使有斷續處。其根在脚，發於腿，主宰於腰，形於手指。由脚而腿而腰，總須完整一氣，向前退後，乃得機得勢。有不得機得勢處，身便散亂，其病必於腰腿求之，上下前後左右皆然。凡此皆是意，不在外面。有上卽有下，有前卽有後，有左卽有右。如意要向上，卽寓下意，若將物掀起，而加以挫之之意，斯其根自斷，乃壞之速而無疑。虛實須分淸楚，一處有一處虛實，處處總此一虛實，周身節節貫串，無令絲毫間斷。

震按，尙有十三勢行工歌解十條，錄如左。

解曰，以心行氣，務沉着，乃能收斂入骨。所謂命意源頭在腰隙也。

意氣須換得靈，乃有圓活之趣。所謂變轉虛實須留意也。

立身中正安舒，支撐八面，行氣如九曲珠，無微不到。所謂氣遍身軀不稍滯也。

發勁須沉着鬆靜，專主一方。所謂靜中觸動，動猶靜也。

往復須有摺疊，進退須有轉換。所謂因敵變化是神奇也。

曲中求直，蓄而後發。所謂勢勢存心揆用意，刻刻留心在腰間也。

精神提得起，則無遲重之虞。所謂腹內鬆靜氣騰然也。

虛靈頂勁，氣沉丹田，不偏不倚。所謂尾閭中正神貫頂，滿身輕利頂頭懸也。

以氣運身，務順遂，乃能便利從心。所謂屈伸開合聽自由也。

心爲令，氣爲旗，神爲主帥，身爲驅使。所謂意氣君來骨肉臣也。

身法

涵胸　拔背　裹膽　護肫　提項　弔膽　鬆肩　沉肘　騰挪

閃戰

四字密訣

敷　敷者，運氣於己身，敷布彼勁之上，使不得動也。

蓋　蓋者，以氣蓋彼來處也。

對　對者，以氣對彼來處，認定準頭而去也。

吞　吞者，以氣全吞而入於化也。

此四字無形無聲，非懂勁後，練到極精地位者，不能知，全是以氣言。能直養其氣而無害，始能施於四體，四體不言而喻矣。

打手撒放

掤上平　業入聲　噫上聲　咳入聲　呼上聲　吭　呵　哈

李亦畬手寫本武氏太極拳譜

山右王宗岳太極拳論

太極者，無極而生，陰陽之母也。動之則分，靜之則合。無過不及，隨曲就伸。人剛我柔謂之走，我順人背謂之粘。動急則急應，動緩則緩隨。雖變化萬端，而理唯一貫。由著熟而漸悟懂劤，由懂劤而階及神明，然非用力之久，不能豁然貫通焉。虛領頂劤，氣沉丹田，不偏不倚，忽隱忽現。左重則左虛，右重則右杳，仰之則彌高，俯之則彌深，進之則愈長，退之則愈促。一羽不能加，蠅虫不能落，人不知我，我獨知人，英雄所向無敵，蓋皆由此而及也。斯技旁門甚多，雖勢有區別，概不外壯欺弱，慢讓快耳。有力打無力，手慢讓手快，是皆先天自然之能，非關學力而有也。察四兩撥千斤之句，顯非力勝，觀耄耋禦衆之形，快何能爲，立如枰準，活似車輪，偏沉則隨，雙重則滯。每見數年純功，不能運化者，率皆自爲人制，雙重之病未悟耳。欲避此病，須知陰陽，粘卽是走，走卽是粘，陽不離陰，陰不離陽，陰陽相濟，方爲懂劤。懂劤後愈練愈精，默識揣摩，漸至從心所欲。本是舍己從人，多悞舍近求遠，所謂差之毫厘，謬之千里，學者不可不詳辨焉。是爲論。

十三勢架

懶扎衣　單鞭　提手上勢　白鵝亮翅　摟膝抝步　手揮琵琶勢

摟膝抝步　手揮琵琶勢　上步搬攬垂　如封似閉　抱虎推山

單鞭　肘底看垂　倒輦猴　白鵝亮翅　摟膝抝步　三甬背

單鞭　紜手　高探馬　左右起脚　轉身踢一脚　踐步打垂　翻

身二起　披身踢一脚　蹬一脚　上步搬攬垂　如封似閉　抱虎推山　斜單鞭　野馬分鬃　單鞭　玉女穿梭　單鞭　紜手　下勢更雞獨立　倒輦猴　白鵝亮翅　摟膝抝步　三甬背　單鞭紜手　高探馬　十字擺連　上步指膛垂　單鞭　上步七星下步跨虎　轉脚擺連　灣弓射虎　雙抱垂　手揮琵琶勢

身法

涵胸　拔背　裹膓　護肫　提項　吊膓　騰挪　閃戰

刀法

裏剪腕　外剪腕　挫腕　撩腕

槍法

平刺心窩　斜刺膀尖　下刺脚面　上刺鎖項

十三勢 一名長拳

長拳者，如長江大海滔滔不絕也。十三勢者，掤、攦、擠、按、採、挒、肘、靠、進、退、顧、盼、定也。掤、攦、擠、按、卽坎、離、震、兌、四正方也。採、挒、肘、靠、卽乾、坤、艮、巽、四斜角也。此八卦也。進步、退步、左顧、右盼、中定、卽金、木、水、火、土也。此五行也。合而言之，曰十三勢。

十三勢行工歌訣

十三總勢莫輕識，命意源頭在腰隙。變轉虛實須留意，氣遍身軀不稍癡。靜中觸動動猶靜，因敵變化是神奇。勢勢存心揆用意，得來不覺費工夫。刻刻留心在腰間，腹內鬆靜氣騰然。尾閭中正神貫頂，滿身輕利頂頭懸。仔細留心向推求，屈伸開合聽自由。入門引路須口授，工用無息法自休。若言體用何爲準，意氣君來骨肉臣。詳推用意終何在，益壽延年不老春。歌兮歌兮百四十，字字眞切義無疑，若不向此推求去，枉費工夫遺歎惜。

打手要言

解曰，以心行氣，務沉着，乃能收斂入骨。所謂命意源頭在腰隙也。

意氣須換得靈，乃有圓活之趣。所謂變轉虛實須留意也。

立身中正安舒，支撐八面。行氣如九曲珠，無微不到。所謂氣遍身軀不稍滯也。

發励須沉着鬆靜，專主一方。所謂靜中觸動，動猶靜也。

往復須有摺疊，進退神有轉換。所謂因敵變化是神奇也。

曲中求直，蓄而後發。所謂勢勢存心揆用意，刻刻留心在腰間也。

精神提得起，則無遲重之虞。所謂腹內鬆靜氣騰然也。

虛靈頂劤，氣沉丹田，不偏不倚。所謂尾閭中正神貫頂，滿身輕利頂頭懸也。

以氣運身，務順遂，乃能便利從心。所謂屈伸開合聽自由也。

心爲令，氣爲旗，神爲主帥，身爲軀使。所謂意氣君來骨肉臣也。

解曰，身雖動，心貴靜，氣須斂，神宜舒。心爲令，氣爲旗，神爲主帥，身爲驅使。刻刻留意，方有所得。先在心，後在身。在身，則不知手之舞之，足之蹈之，所謂舍己從人，引進落空，四兩撥千斤也。須知一動無有不動，一靜無有不靜，視動猶靜，視靜猶動，內固精神，外示安逸。須要從人，不要由己，從人則活，由己則滯。尙氣者無力，養氣者純剛。彼不動，己不動，彼微動，己先動。以己依人，務要知己，乃能隨轉隨接。以己粘人，必須知人，乃能不後不先。精神能提得起，則無雙重之虞，粘依能跟得靈，方見落空之妙。往復須分陰陽、進退須有轉合。機由己發，力從人借。發劤須上下相隨，乃一往無敵。立身須中正不偏，能八面支撑。靜如山岳，動若江河。邁步如臨淵，運劢如抽絲，蓄勁如張弓，發勁如放箭。行氣如九曲珠，無微不到，運勁如百鍊鋼，何堅不摧。形如搏兎之鶻，神如捕鼠之貓。曲中求直，蓄而後發。收即是放，連而不斷。極柔軟，然後能極堅剛，能粘依，然後能靈活。氣以直養而無害，勁以曲蓄而有餘。漸至物來順應，是亦知止能得矣。

又曰

先在心，後在身。腹鬆。氣斂入骨，神舒，體靜，刻刻在心。切記一動無有不動，一靜無有不靜。視靜猶動，視動猶靜，動牽往來氣貼背，斂入脊骨，要靜。內固精神，外示安逸。邁步如貓行，運勁如抽絲。全身意在蓄神，不在氣，在氣則滯。有氣者無力，無氣者純剛。氣如車輪，腰在車軸。

又曰

彼不動，己不動，彼微動，己先動。似鬆非鬆，將展未展，勁斷意不斷。

又曰

每一動，惟手先着力，隨卽鬆開，猶須貫串，不外起承轉合。始而意動，既而勁動，轉接要一線串成。氣宜鼓盪，神宜內斂，無使有缺陷處，無使有凹凸處，無使有斷續處。其根在脚，發於腿，主宰於腰，形於手指。由脚而腿而腰，總須完整一氣，向前退後，乃得機得勢。有不得機得勢處，身便散亂，必至偏倚，其病必於腰腿求之，上下前後左右皆然。凡此皆是意，不是外面。有上卽有下，有前卽有後，有左卽有右，如意要向上，卽寓下意，若將物掀起而加以挫之之力，斯其根自斷，乃壞之速而無疑。虛實宜分清楚，一處自有一處之虛實，處處總此一虛實，周身節節貫串，勿合絲毫間斷。

禹襄武氏拜識

打手歌

掤攦擠按須認眞，上下相隨人難進，任他巨力來打我，牽動四兩撥千斤。引進落空合卽出，粘連黏隨不丟頂。

打手撒放

掤（上平）　業（入聲）　噫（上聲）　咳（入聲）　呼（上聲）　吭　呵　哈

李亦畬手寫著述

太極拳小序

太極拳，不知始自何人。其精微巧妙，王宗岳論詳且盡矣。後傳至河南陳家溝陳姓，神而明者，代不數人。我郡南關楊某，愛而往學焉。專心致志，十有餘年，備極精巧。旋里後，市諸同好。母舅武禹襄，見而好之，常與比較，伊不肯輕以授人，僅能得其大概。素聞豫省懷慶趙堡鎮有陳姓名清平者，精於是技。逾年，母舅因公赴豫省，過而訪焉。研究月餘，而精妙始得，神乎技矣。予自咸豐癸丑，年二十餘，始從母舅學習此技，口授指示，不遺餘力，奈予質最魯，廿餘年來，僅得皮毛。竊意其中更有精巧，茲僅以所得筆之於後，名曰五字訣，以識不忘所學云。

光緒辛巳仲秋念六日亦畬氏謹識

五字訣

一曰心靜

心不靜，則不專，一舉手，前後左右全無定向，故要心靜。起初舉動，未能由己，要悉心體認，隨人所動，隨屈就伸，不丢不頂，勿自伸縮。彼有力，我亦有力，我力在先。彼無力，我亦無力，我意仍在先。要刻刻留心，挨何處，心要用在何處。須向不丢不頂中討消息，從此做去，一年半載，便能施於身。此全是用意，不是用勁。久之，則人爲我制，我不爲人制矣。

二曰身靈

身滯，則進退不能自如，故要身靈。舉手不可有呆像，彼之力方礙我皮毛，我之意已入彼骨裏。兩手支撑，一氣貫串。左重則左虚，而右已去，右重則右虛，而左已去。氣如車輪，周身俱要相隨，有不相隨處，身便散亂，便不得力，其病於腰腿求之。先以心使身，從人不從己，後身能從心，由己仍是從人。由己則滯，從人則活。能從人，手上便有分寸，秤彼劤之大小，分厘不錯，權彼來之長短，毫髮無差。前進後退，處處恰合，工彌久而技彌精矣。

三曰氣斂

氣勢散漫，便無含蓄，易散亂，務使氣斂入脊骨，呼吸通靈，周身罔間。吸爲合爲蓄，呼爲開爲發。蓋吸則自然提得起，亦拏得人起，呼則自然沉得下、亦放得人出。此是以意運氣，非以力使氣也。

四曰劤整

一身之劤，練成一家，分淸虛實。發劤要有根源、劤起於脚根，主於腰間，形於手指，發於脊背。又要提起全付精神，於彼劤將出未發之際，我劤已接入彼劤，恰好不後不先，如皮燃火，如泉湧出，前進後退，絲毫不亂，曲中求直，蓄而後發，方能隨手奏效，此謂借力打人，四兩撥千斤也。

五曰神聚

上四者俱備，總歸神聚。神聚，則一氣鼓鑄，鍊氣歸神，氣勢騰挪，精神貫注，開合有致，虛實清楚。左虛則右實，右虛則左實，虛非全然無力，氣勢要有騰挪，實非全然占煞，精神要貴貫注。緊要全在胸中腰間運化，不在外面。力從人借，氣由脊發，胡能氣由脊發，氣向下沉，由兩肩收於脊骨，注於腰間，此氣之由上而下也，謂之合。由腰形於脊骨，布於兩膊，施於手指，此氣之由下而上也，謂之開。合便是收，開卽是放，懂得開合，便知陰陽，到此地位，工用一日，技精一日，漸至從心所欲，罔不如意矣。

撒放密訣

擎　引　鬆　放

擎起彼身借彼力，（中有靈字。）引到身前劤始蓄，（中有斂字。）

鬆開我劤勿使屈，（中有靜字。）放時腰脚認端的。（中有整字。）

走架打手行工要言

昔人云，能引進落空，能四兩撥千斤，不能引進落空，不能四兩撥千斤，語甚賅括，初學末由領悟，予加數語以解之，俾有志斯技者，得所從入，庶日進有功矣。欲要引進落空，四兩撥千斤，先要知己知彼。欲要知己知彼，先要舍己從人。欲要舍己從人，先要得機得勢。欲要得機得勢，先要周身一家。欲要周身一家，先要周身無缺陷。欲要周身無缺陷，先要神氣鼓盪。欲要神氣鼓盪，先要提起精神，神不外散。欲要神不外散，先要神氣收斂入骨。欲要神氣收斂入骨，先要兩股前節有力，兩肩鬆開，氣向下沉。劢起於脚根，變換在腿，含蓄在胸，運動在兩肩，主宰在腰，上於兩膊相繫，下於兩腿相隨。劢由內換，收便是合，放卽是開，靜則俱靜。靜是合，合中寓開。動則俱動，動是開，開中寓合。觸之則旋轉自如。無不得力，纔能引進落空，四兩撥千斤。平日走架，是知己工夫，一動勢，先問自己周身合上數項不合，少有不合，卽速改換，走架所以要慢不要快。打手是知人工夫，動靜固是知人，仍是問己，自己安排得好，人一挨我，我不動彼絲毫，趁勢而入，接定彼劢，彼自跌出。如自己有不得力處，便是雙重未化，要於陰陽開合中求之，所謂知己知彼，百戰百勝也。

李亦畬太極拳譜跋

此譜得於舞陽縣鹽店，兼積諸家講論，並參鄙見，有者甚屬寥寥。間有一二有者，亦非全本，自宜重而珍之，切勿輕以予人。非私也。知音者少，可予者，其人更不多也，慎之慎之。

光緒辛巳中秋念三日亦畬氏書

太極拳考信錄

徐震著　正中書局總代售　實價五角

太極爲現代最流行之拳術，派別既繁，傳說不一，學者，鮮能得其信史，著者以廣博之取材，銳利之目光，綜覈之研究，將太極拳授受之源流，拳譜之演變，考證詳確，發人之所未發，於諸厖雜不同之說，能折中其是非，探究其來源，及其所以然之故，書中尤多太極拳家罕見罕聞之故實，允爲極有價値之作品。

太極拳譜辨僞目次

徐著武術書彙函初輯

太極拳譜理董

太極拳譜辨僞

太極拳考信錄　以上三種已出版

太極拳源流記

太極拳理解

太極拳姿勢圖說　以上三種續出

太極拳譜辨僞

武進徐　震哲東著

引言

太極拳譜辨僞，本可不作，何則，凡所辨者，其僞皆顯而易見。如姜容樵所稱乾隆舊本，書中乃有武禹襄之文，則其謬可知矣。又如丁齊銳所傳武當劍太極八卦歸一譜，謂張三豐親傳張松溪，不特與太極拳之淵源不合，與內家拳之傳說亦乖，則其妄可知矣。其餘荒誕詭誤，大率類是，明者一望卽曉，無俟多辨，故曰，本可不作也。然習拳者每不審於史實，而附會仙俠，又爲流俗所樂聞，其說之傳布遂廣。爲時稍久，聞者轉以可信之史實爲異，是又不可不辨也。于是卒論次爲太極拳譜辨僞一卷，以曉學者焉。民國二十五年十月哲東識。

（一）辨楊本附注

楊本太極拳論後附注兩條

此論句句切要在心，並無一字陪襯，非有夙慧，不能悟也。先師不肯妄傳，非獨擇人，亦恐枉費工夫耳。

右係武當山張三豐先師遺論，欲天下豪傑延年益壽，不徒作技藝之末也。

辨曰，李亦畬手寫本無之，廉讓堂本亦無，可見武氏譜中無此附注，其爲楊門學人所加無疑。謂太極拳原於張三豐自此始。當李亦畬作太極拳小序時，爲光緒辛巳，即光緒七年，猶云，太極拳，不知始自何人，可見始於張三豐之說，其時尚未大行。則此說之起，不過在光緒間也。

（二）辨杜育萬述蔣發受山西師傳歌訣

杜育萬述蔣發受山西師傳歌訣

筋骨要鬆，皮毛要攻，節節貫串，虛靈在中。

舉步輕靈神內斂，舉步周身要輕靈，尤須貫串，氣宜鼓盪，神宜內斂。

莫教斷續一氣研，勿使有凸凹處，勿使有斷續處，其根在腳，發于腿，主宰在腰，形于手指，由腳而腿而腰，總須完整一氣，向前退後，乃得機得勢，有不得機得勢處，其病必于腰腿間求之。

左宜右有虛實處，虛實宜分清楚，一處有一處虛實，處處總此一虛實，上下前後左右皆然。

意上寓下後天還。凡此皆是意，不在外面，有上卽有下，有前卽有後，有左卽有右，如意要向上，卽寓下意，若將物掀起，而加以挫之之力，則其根自斷，必其壞之速而無疑。總之，周身節節貫串，勿令絲毫間斷耳。

辨曰，此文見陳鑫品三所著陳氏太極拳圖說附錄之末，除首四句四言韻語，及後四句七言韻語外，餘皆取武禹襄文，其爲楊氏拳譜流傳後所僞造者的然無疑。陳君子明云，楊氏之學旣盛，學者聞其說，轉相蹈襲，信矣。

（三）辨乾隆舊鈔本及光緒木版本

太極拳譜釋義　震按，此篇爲姜容樵所著太極拳講義第十章，玆僅錄拳譜中較楊本多出之文，姜氏附入之語及湯士林之释義，皆不錄。

歌訣一

順項貫頂兩膀鬆，束烈下氣把襠撐，胃音開勁兩捶爭，五指抓地上彎弓。

虛靈頂勁，氣沉丹田，提頂調膽，心中力量，兩膊鬆，然後窒。

開合按勢懷中抱。　七星勢，視如車輪，柔而不剛。

震按，以下爲彼不動，己不動，彼微動，己意己動，四句爲一節。四句下

卽由脚而腿，至步步要滑齊。

由脚而腿，由腿而身，練如一氣。如轉鶻之鳥，如貓擒鼠，發動如弓發矢。

正其四體，步履要輕隨，步步要滑齊。

歌訣二

舉動輕靈神內斂，　莫教斷續一氣研，　左宜右有虛實處，　意上寓

下後天還。

震按，以下爲一舉動至無令絲毫間斷耳。文與楊譜同，不錄。

歌訣三

拿住丹田鍊內功，哼哈二氣妙無窮，動分靜合屈伸就，緩應急隨理貫通。

拿住丹田之氣，鍊住元形，能打哼哈二氣。

震按，以下爲王宗岳太極拳論，自太極者，無極而生，至不能豁然貫通焉。文與楊譜同，不錄。

歌訣四

忽隱忽現進則長，一羽不加至道藏，手慢手快皆非似，四兩撥千運化良。

震按，以下爲太極拳論之下半篇，自不偏不倚，至學者不可不詳辨焉，以下又繼以此論句句切要，至亦恐枉費工夫耳一段附注。文與楊譜同，不錄。

震又按，太極拳論不能豁然貫通焉下，尚有虛領頂勁，氣沉丹田兩句。此譜既將太極拳論分成兩篇，又將虛靈頂勁，氣沉丹田兩句，插于歌訣一之後，故此處獨少此兩句也。

歌訣五

掤攦擠按四方正，　採挒肘靠斜角成，　乾坤震兑乃八卦，　進退顧盼定五行。

震按，以下卽長拳者，如長江大河滔滔不絕也。三句。

十三勢

震按，此篇卽十三勢者，至水火金木土也一篇。文與楊本同，不錄。

十三勢歌訣六

氣貼背後，斂入脊骨，靜動全身，意在蓄神，不在聚氣，在氣則滯。

內三合與外三合

震按，此兩節之前，即十三總勢莫輕視，至枉費工夫貽歎息二十四句。文與楊譜同，不錄。

二十字訣

披閃擔搓歉　黏隨拘拿扳　軟掤摟擺掩　撮墜續擠攤

骨節自對，開勁攀稍爲陽，合披坑窖相照，分陰陽之義。開合引進落空，分寬窄老嫩，入筍不入筍，有擎靈之意。斤對斤，兩對兩。不丢不頂。五指緊聚，六節表正，七節要合，八節要扣，九節要長，十節要活，十一節要靜，十二節抓地。三尖相照，上照鼻尖，中照手尖，下照足尖，能顧元氣，不跪不滯，妙會其熟，牢牢心記。能以手望槍，不動如山，動如雷霆。數十年工夫皆言無敵，果然信乎，高打高顧，低打低應，進打進乘，退打退跟，緊緊相隨，升降未定，沾黏不脫，拳打立根。

十三勢行功心解

震按，此篇自以心行氣。至進退須有轉換。文同楊譜，不錄。

歌訣七

極柔卽剛極虛靈， 運若抽絲處處明， 開展緊湊乃縝密， 待機而動如貓行。

震按，以下爲極柔輭，然後極堅剛，至乃可臻于縝密矣，卽行功心解以心行氣一篇之下半篇。以下爲又曰，先在心，至腰如車軸一篇。腰如車軸下，直接接以似鬆非鬆，將展未展，勁斷意不斷，藕斷絲亦連四句。此四句中上三句，武楊之譜皆在彼不動四句之下，此本獨分割兩處，藕斷絲亦連一句，則陳秀峯所加，已經唐豪考明。震又按，姜氏書中第九章爲打手說，故打手歌六句，列入第九章，不在拳譜之內。

辨曰，右文見於姜容樵姚馥春合編之太極拳講義，謂据乾隆時舊本及光緒木版本也，今按姜容樵本既有十三勢行工心解之文，郎爲出于武禹襄以後之證，乃云乾隆時舊本，已堪大噱。至太極拳譜，清代從未有刻本，何來光緒木版本乎，此實誣妄之尤者矣。至於二十字訣後之文，顯爲出於習形意者之手筆，按姜氏之太極，出于許占鰲，許氏爲形意拳師郭雲深之徒，則此等竄入之文，大抵出于許氏也。

（四）辨楊家太極拳要義本

楊家太極拳各藝要義一舉動章前多出之文

未有天地以前，太空無窮之中，渾然一氣，乃爲無極。無極之虛氣，卽爲太極之理氣，太極之理氣，卽爲天地之根荄，化生人物。始初皆屬化生，一生之後，化生者少，形生者多。譬如木中生蟲，人之生虱，皆是化生，若無身上的汗氣，木無朽氣，那裏得這根荄。可見太極的理氣，就是天地根荄之領袖也。（震按，此下有此處疑有遺漏六字，在括弧內，以下接一舉動章。）

辨曰，右文見黃元秀文叔所編纂之楊家太極拳各藝要義，楊家舊傳之譜，均無此一節，此節之文，當爲近人所竄入，

（五）辨關百益本

關百益本打手歌後多出之文

又曰，行則動，動則變，變則化，化化無窮。

辨曰，右數句，據黃文叔楊家太極拳要義，有楊鏡湖先生約言兩條。（鏡湖即健侯，）其第一條曰，輕則靈，靈則動，動則變，變則化。其第二條曰，又曰，彼不動，我不動，彼微動，我先動。似鬆非鬆，將展未展，勁斷意不斷。此語非熟練心悟，不能領會也。觀此，則關本此數語，實出于楊健侯記述者，未加區分，再更傳鈔，彌難辨識，遂以爲舊譜之文，此非有意作僞，直由混淆未別，致有誤耳。

（十八）辨許俞程殷之傳

震按，許俞程殷四家太極拳之傳，詳於許龗厚太極拳勢圖解中，其拳譜則見於李先五之太極拳一書中，茲分別錄之如後。

許龗厚太極拳勢圖解第五章太極拳之流派

自伏羲畫卦，闡明陰陽而太極之理，已寓於其中，嗣更命陰康作大舞，以宣導湮鬱。黃帝作內經，採按摩導引諸法，均本太極之理，爲無形式之運動。華陀本莊子吐故納新，熊經鳥申，作五禽經，以授吳普，是時已開姿勢運動之先河矣。唐許宣平，（許先師，江南徽州府歙縣人，隱城陽山，結廬南陽，辟穀不食，身長七尺六寸，髯長至臍，髮長至足，行如奔馬，唐時每負薪賣於市中，獨吟曰，負薪朝出賣，沽酒日夕歸，借問家何處，穿雲入翠微，李白訪之不遇，爲題詩於望山橋云。）所傳太極拳術名三世七，因祇三十七勢而得名，其教練之法，爲單勢教練，令學者一勢練熟，再授一勢，要確定拳路，功成後各勢自能互相連貫，相繼不斷，故又謂之長拳。其要訣有八字歌，心會論，周身大用論，十六關要論，功用歌，傳宋遠橋。

俞氏（江南寧國府涇縣人。）所傳之太極拳，名先天拳，亦名長拳，得唐李道子之傳。（江南安慶人。）李居武當山南岩宮，不火食，第日啖麥麩數合，人稱之爲夫子李云。俞氏所傳之人，可知者，有俞淸慧，俞一誠，俞蓮舟，俞岱岩等。

程氏太極拳術，始自程靈洗，（字元滌，江南徽州府人，侯景之亂，惟歙州得保全者，皆靈洗力，梁元帝授以本郡太守，卒謚忠壯。）其拳術得之於韓拱月。傳至程珌。（紹興中進士，授昌化主簿，累官禮部尚書，拜翰林院學士，追封新安郡侯，端明殿學士，致仕，精易理，著有洛水集。）改名小九天。共十四勢，有用功五誌，四性歸原歌。

殷利亨所傳之太極拳術。名後天法，傳胡鏡子。（揚州人。）胡鏡子傳宋仲殊。（安州人，嘗遊姑蘇台，柱上倒書一絕云，天長地久地悠悠，你既無心我亦休，浪迹天涯人不管，春風吹笛酒家樓。）其式法十七，多屬肘法，雖其勢法名目不同，而其用則一也。

張三豐名通，字君實，遼陽人，元季儒者，善書畫，工詩詞。中統元年，曾舉茂才異等，任中山博陵令。慕葛稚州之爲人，遂絕意仕進。遊寶雞山中，有三山峯。挺秀倉潤可喜，因號三峯子。世之傳三峯先生者不下十數，均未言其善拳術。洪武初召之入朝，路阻武當，夜夢玄武大帝授以拳法，且以破賊，故名其拳曰武當派，或曰內家拳。內家者，儒家之意，所以別於方外也。又因八門五步爲此拳中之要訣，故名十三式，言十三法也，後世誤解以爲姿勢之勢，則謬矣。傳張松溪，張翠山。先是宋遠橋，與俞蓮舟，俞岱岩，張松溪，張翠山，殷利亨，莫谷聲等七人爲友，往來金陵之地，尋同往武當山，訪夫子李先生不遇，適經玉虛宮，晤三峯先生，七人共拜之，耳提面命者月餘而歸，自後不絕往拜。由是而觀，七人均曾師事三峯，惟張松溪，張翠山傳者，名十三式耳。

或曰，三峯係宋徽宗時人，値金人入寇，彼以一人殺金兵五百餘，山陝人民慕其勇。從學者數十百人，因傳其技於陝西。元世祖時，有西安人王宗岳者，得其眞傳，名聞海內，著有太極拳論，太極拳解，行工心解，搭手歌，總勢歌等，溫州陳州人多從之學。由是由山陝而流傳於浙東。又百餘年，有海鹽張松溪者，在派中最爲著名，見寧波府志。後傳其技於寧波葉繼美近泉。近泉傳王征南來咸，清順治中人，征南爲人。勇而有義，在明季可稱獨步，黃宗羲最重征南，（其事蹟見游俠佚聞錄。）征南死時，曾爲作墓誌銘，黃百家主一，爲傳內家拳法，有六路長拳十段錦等歌訣。征南之後又百年，始有甘鳳池，此皆爲南派人士。其北派所傳者，由王宗岳傳河南蔣發，蔣發傳河南懷慶府陳家溝陳長興，其人立身常中正不倚，形若木雞，人因稱之爲牌位先生。子二人，曰耿信，曰紀信。時有楊露蟬先生福魁者，直隸廣平府永年縣人，聞其名，因與同里李伯魁共往師焉。初至時，同學者除二人外，皆陳姓，頗異視之，二人因互相結納，盡心研究，常徹夜不眠，牌位先生見楊之勤學，遂盡傳其祕。楊歸傳其術徧鄉里，俗稱爲軟拳，或曰化拳，因其能避制强硬之力也。嗣楊遊京師，客諸府邸，清親貴王公貝勒多從授業焉，旋爲旗營武術教師。有子三，長名錡，早亡，次名鈺，字班侯，三名鑑，字健侯，亦曰鏡湖，皆獲盛名。余從鏡湖先生游有年，諗其家世，有子三人，長名兆熊，字夢祥，仲名兆元，早亡，叔名兆清，字澄甫。班侯子一，名兆鵬，務農於鄉里。當露蟬先生充旗營教師時，得其傳者蓋三人，萬春、凌山、全佑是也。一勁剛，一善發人，一善柔化，或謂三人各得先生之一體，有筋骨皮之分，旋從先生命，均拜班侯先生之門稱弟子云。有宋書銘者，自云宋遠橋後，久客項城幕，精易理，善太極拳術，頗有所發明，與余素善，日夕過從，獲益匪鮮，本社教員紀子修，吳鑑泉，劉恩綬，劉彩臣，姜殿臣等，多受業焉。（吳爲全佑子，紀常與凌君爲友，）

李先五太極拳第一章源流

國術之起源不可攷，在黃帝戰蚩尤時，已有器械之發明。至於六藝之射御，詩經言拳勇，禮記言角力，似爲國術較早之起源。厥後華氏代之五禽戲，遂爲姿勢運動之濫觴焉。

梁天監中，達摩振錫南來，在嵩山少林寺面壁九年，而悟健軀殼，靜靈魂之術，創易筋洗髓二經，及十八法手式。後覺遠上人將十八法散式化爲整式，增至七十二手法，覺遠猶以爲未足，乃訪白玉峯，邀歸少林，融會舊時宗法，和以古來技擊及華陀氏之五禽戲，增至百七十餘手，分龍虎豹蛇鶴五拳，刀劍槍棍寓於其中，名曰少林拳，或稱外家拳。宋（或云元末明初，尙待考證，姑爲存疑，）有張三峯者，隱於武當山，嘗採各家拳術之長，融化推闡爲長拳，曰，武當拳，或稱內家拳。考太極拳之流派，大別有五，述之於後。

〔許氏所傳〕

許宣平，安徽歙縣人。隱城陽山，結廬南陽，辟穀。身長七尺六寸，髯長至臍，髮長至足，行如奔馬。每負薪賣於市中。李白訪之不遇，題詩於望仙橋而回。

其所傳太極拳名三世七，蓋指三十七式而名之。此拳應一勢練成，再練一勢，萬不能心急齊用。至三十七式，卻無論何式先，何式後，只要將式練成，自然三十七式相繼不斷，一氣貫成，故又謂之長拳。訣有八字，掤擺擠按，四正方也，採挒肘靠，四隅也。

八字歌

掤擺擠按世間稀，十個藝人十不知。若能輕靈並堅硬，粘連黏隨俱無疑。採挒肘靠更出奇，行之不用費工夫。果得粘連黏隨字，得其環中不支離。

三十七式心會論

腰脊爲第一主宰，喉頭爲第二主宰，心爲第三主宰。丹田爲第一之賓輔，手指爲第二之賓輔，手掌爲第三之賓輔。

三十七式週身大用論

一要性定與意靜，自然無處不輕靈，二要遍身氣流行，一定繼續不能停，三要喉頭永不抛，問盡天下衆英雄。

十六關要論

活潑於腰，靈機於頂，神通於背，氣沉丹田。行之於腿，蹬之於足，運之於掌，繞之於指，斂之於髓，達之於神，凝之於耳，息之於鼻，呼吸往來於口，縱之於膝，渾噩一身，全體發之於毛。

功用歌

輕靈活潑求懂勁，陰陽旣濟無滯病，若得四兩撥千斤，開合鼓盪主宰定。

〔俞氏所傳〕

俞氏安徽涇陽人。得唐李道子所傳太極拳。名先天拳，道子，江南人，居武當山南岩宮，不火食，第日啖麥麩數合，人稱爲夫子李云。俞氏傳俞淸慧，俞一誠，繼傳俞蓮舟俞岱岩等。拳式與三世七同，並授有歌訣錄之於後。

無影無象，全身透空，應物自然，西山懸磬。虎吼猿鳴，水靜河淸，翻江播海，盡性立命。

〔程氏所傳〕

程靈洗，字元滌，安徽歙縣人。侯景之亂，惟歙縣得保全，皆靈洗力也。其拳術爲韓拱月所授，再傳至程珌，珌精易理，將太極拳改爲小九天手法共十四勢，有用功五誌，四性歸原歌等。

用功五誌

博學　審問　愼思　明辨　篤行

四性歸原歌

世人不知己之性，何人得知人之性，物性亦如人之性，至如天地亦此性。我賴天地而存身，天地無物不成形，若能先求知我性，天地授我偏獨靈。

〔殷氏所傳〕

殷氏所傳太極拳名後天法，傳揚州胡鏡子，鏡子再傳安州宋仲殊。其所傳後天法，共十七式，雖與太極拳名目不同，而其功用則一也。

辨曰，右所錄許俞程殷四家之傳及拳譜，必出於宋書銘。觀許禹生書中，有宋書銘自云宋遠橋後，又爲袁世凱幕客，則其人必略識文墨，故附會古籍，造作師承，僞撰歌譜以自神其術也。觀許宣平諸歌訣，多襲用王宗岳拳譜，并襲武禹襄語，（如開合鼓盪主宰定，此襲用武氏語。）其作僞之迹甚明。考許宣平事，見宋紀有功唐詩記事本末。然謂許傳太極拳，則自古無此說也。程靈洗事，見陳書及南史。史祇謂少以勇力聞，步行日二百里。便騎善遊，不言其得拳技之傳於韓拱月也。程珌乃宋光宗紹熙四年進士，其所著爲洺水集，許氏注中，稱紹興中進士，及著有洛水集皆誤。又程珌擅武技之說，載籍所無，牽强依託，尤可哂也。俞氏及殷利亨等諸人，荒渺無稽，眞子虛烏有之流矣。予聞宋書銘之太極拳架頗近楊氏，（周秀峯曾言之，後問龔潤田，其說亦同周君。）中央國術館六週年紀念特刊中，太極拳考證三有云，此爲太極拳第三考證，其譜亦爲吳峻山先生所珍藏，一爲唐朝許宣平所傳，授之宋遠橋。初名卅七式，動作名稱與今之楊氏太極，十九相同。然則李先五太極拳第五章三十七式之名目，當卽宋書銘所傳爲出于許宣平者，其名目幾乎全同楊氏譜，祗删去其重複之名目，然則宋書銘之太極，仍爲揚氏之傳，特諱其所自來，而作僞以欺人耳。

（七）辨武當劍太極八卦歸一譜

太極八卦考證二

（上略）吳峻山先生出所藏劍譜示余，題爲武當劍太極八卦歸一，附圖解說明等字樣。細讀過，如獲異寶。蓋此譜首爲習斯劍之丁齊銳君序文，及傳斯劍之宋唯一先生自序，詳述學劍之始末，中爲原本，錄自其師者，如武當九字之原流，內家劍之眞諦，劍訣八歌，五勢擊刺格洗諸法，八揚劍法之次序，上中下三乘之步驟，末附歷代授受者之姓氏，理法深邃，證據確鑿，古香古色，斷非近人虛構，從此不惟證實太極八卦皆爲張三豐一人所發明，卽武當劍術，亦完全由太極八卦中所化出。緣治技若（震按此若字爲者字之誤。）似無不先精拳法，而後始能習器械，斷無其人毫不知拳，而獨精劍術者。茲錄其遞嬗之系統，受者姓名籍貫道號，暨其古風偈詩，以爲習太極八卦者之考證。一，祖師洞玄眞人，本名張全一，又名君實，關外懿州人。在武當山養靜，練習拳劍，結庵玉虛宮，故稱玉虛子，又稱三豐子云。三豐拳劍，傳與張松溪，河南登封縣人。在嵩山養靜，道號丹崖子。後隱浙東，傳之溫台各屬，是爲第一代。松溪傳趙大斌，山東泰安人。在泰山養靜，道號丹雲山樵，爲第二代。大斌傳王九成，湖北均縣人。在武當山養靜，道號武當丹緒，此爲第三代。九成傳顏昔聖，湖南衡山縣人，在衡山養靜，道號完丹叟，爲第四代，昔聖傳呂十娘，浙江鄞縣人。在四明山養靜，道號丹霞客，爲第五代。十娘傳李大年，陝西華陰縣人。在四明山養靜，道號金丹赤子，爲第六代。大年傳陳蔭昌，安徽人。在九摩山養靜，道號丹雲旅者，爲第七代。蔭昌傳野鶴道人，一名避月俠，或曰白髮老人，姓名籍貫未詳，道號還丹子。蔭昌又傳避燈俠，姓名未詳，養靜九華山。此二人爲第八代。野鶴道人傳宋德厚，字唯一，奉天北鎮仙人。（震按仙字當作山。）在醫巫閭山養靜，道號飛丹九子兒，又號雪上無蹤。唯一卒於民國十四年冬間。避燈俠傳董海川，順屬文安縣朱家塢人，養靜九華山。海川卒於光緒六年冬。海川唯一爲第九代。唯一初

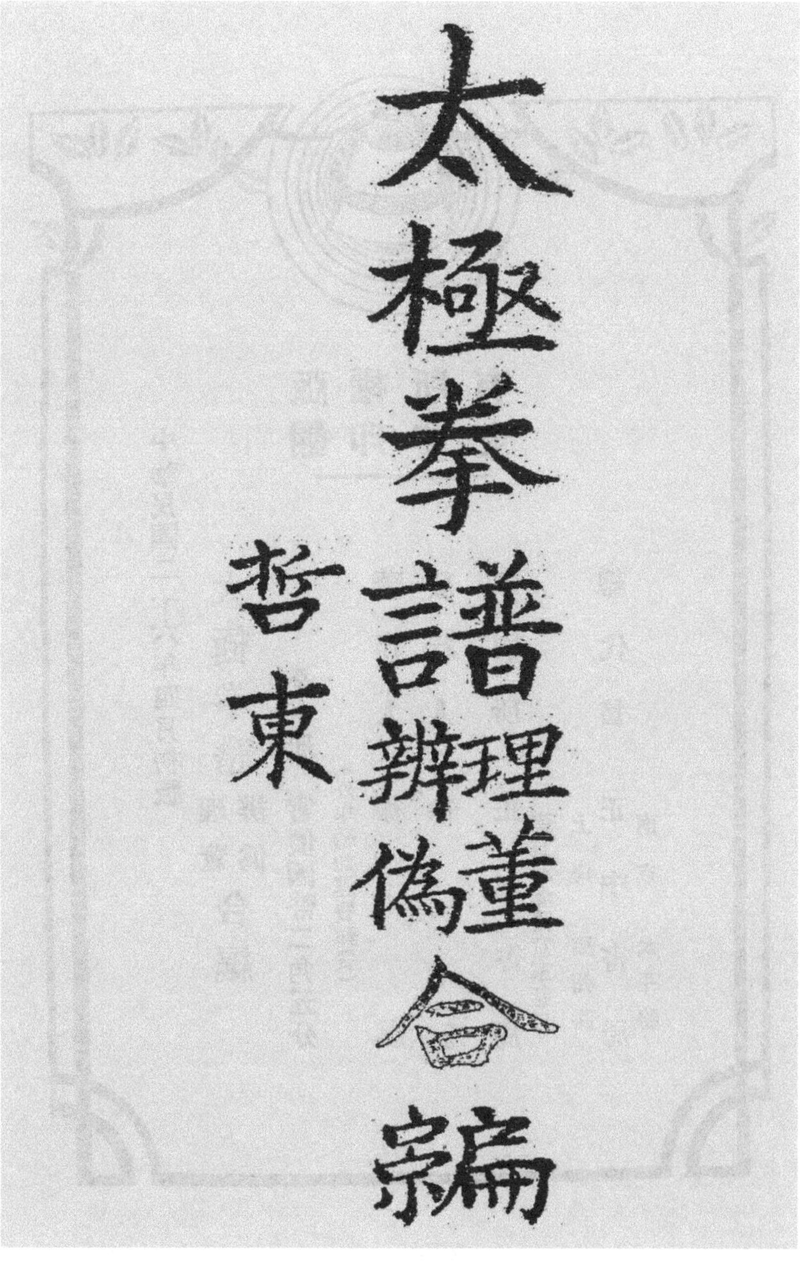

太極拳譜理董
辨偽合編
哲東

中華民國二十六年四月初版

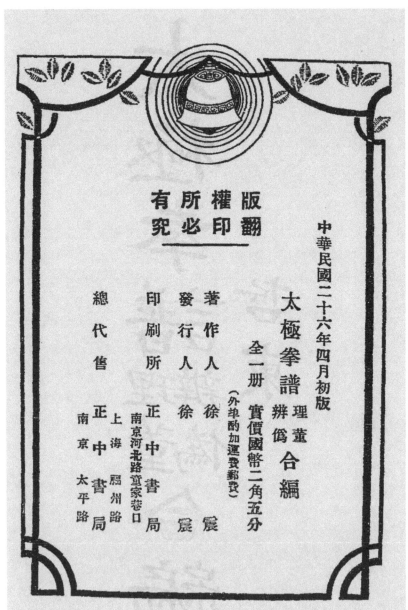

太極拳譜理董辨僞合編

全一册　實價國幣二角五分
（外埠酌加運費郵費）

著作人　徐震

發行人　徐震

印刷所　正中書局
南京河北路童家巷口

總代售　正中書局
上海福州路
南京太平路

實價
0.25元

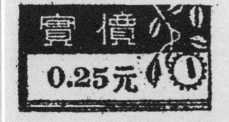

太極拳淺説

徐致一　著

太極拳研究社　民國二十年四月再版

太極拳淺說

莊蘊寬題

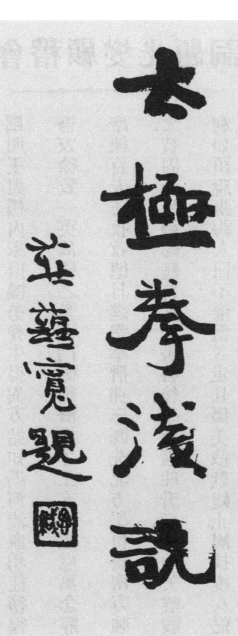

會稽顧燮光題詞

偉哉太極拳源淵溯武當能以靜制動能以柔制剛創者張三丰
闡明王與楊內家擅機勢養生得異方始知馮河流血勇徒徬徨
吾友徐致一英雋國之光專門研經濟逸才工文章澄慮萬念靜
摩練百夫防孜孜德日進拳拳膺弗忘既先北方學復矯南方強
大智固若愚神祕難自藏著書啓後學及階能升堂捷如矢離轂
利如穎脫囊誨人曰不倦當者走且僵美哉歎觀止國技凌八荒
微妙臻無極自然老與莊聞風懦夫立近道藝乃昌

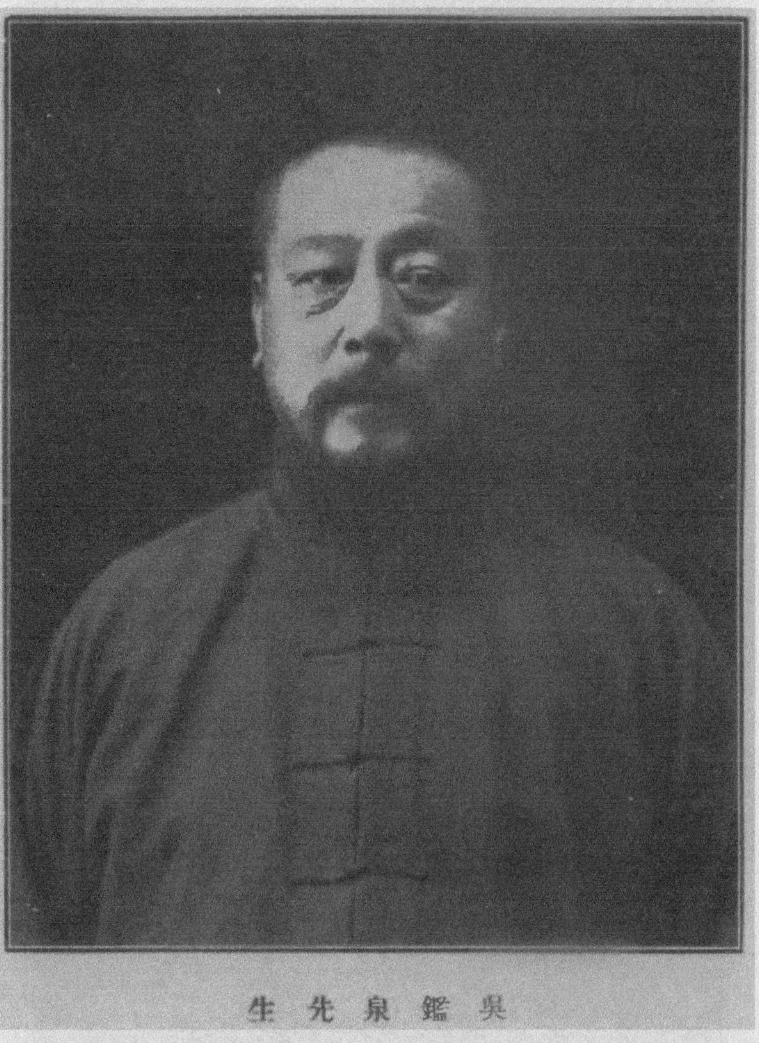

吳鑑泉先生

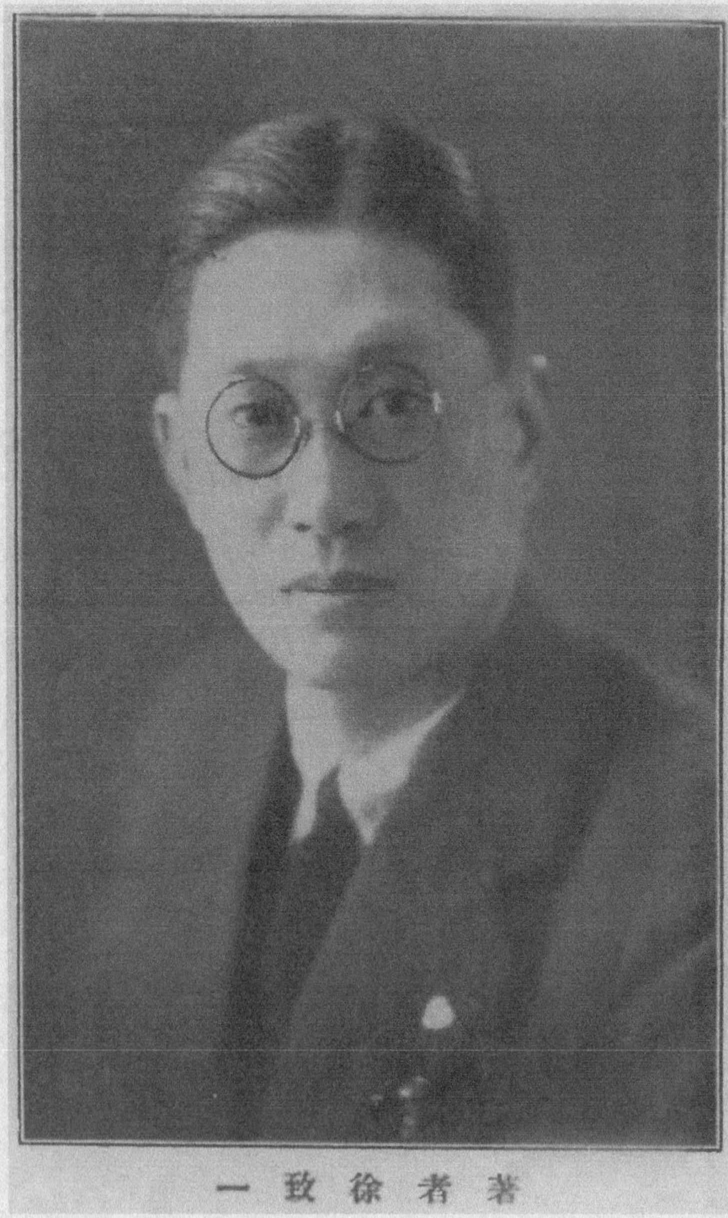

著者徐致一

太極拳單練姿勢之大要

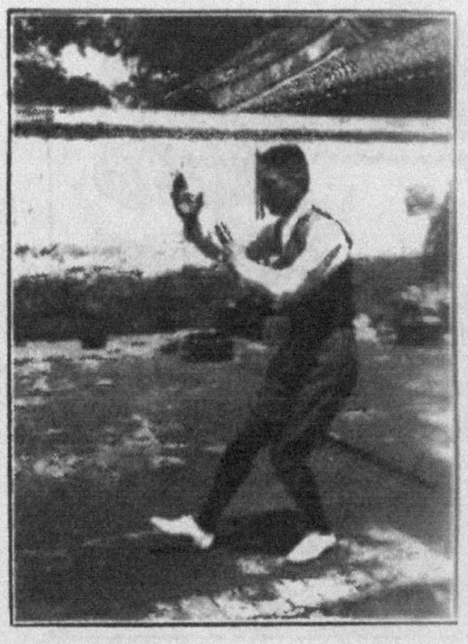

半身之姿勢

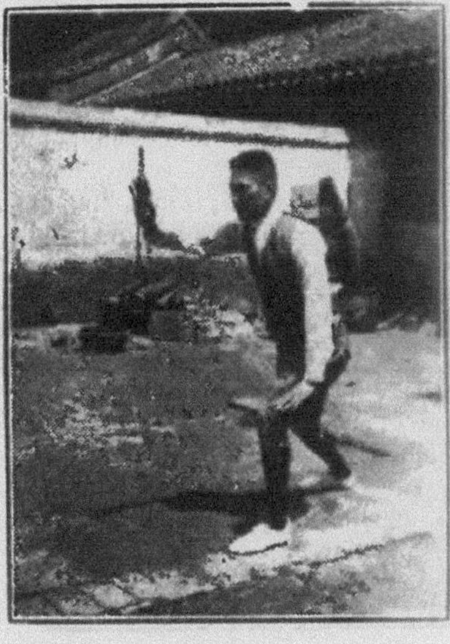

拗步之姿勢

太極拳單練姿勢之大要

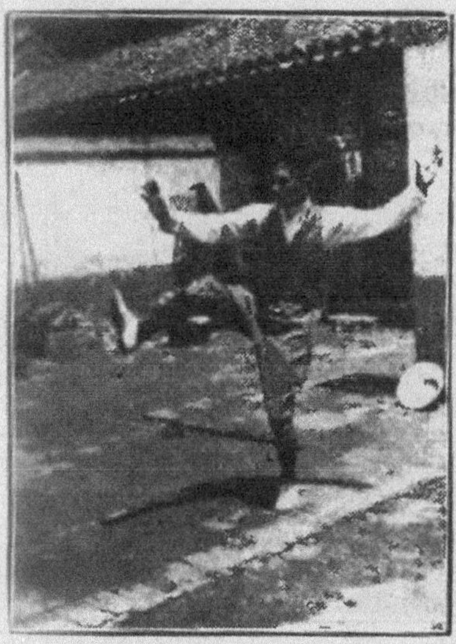

舉足之姿勢

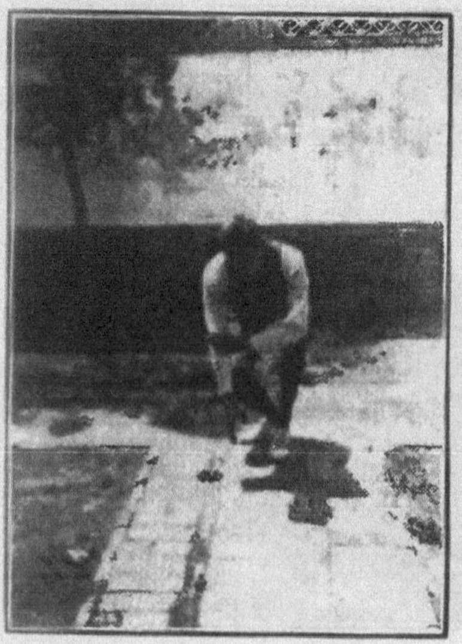

俯身之姿勢

太極拳單練姿勢之大要

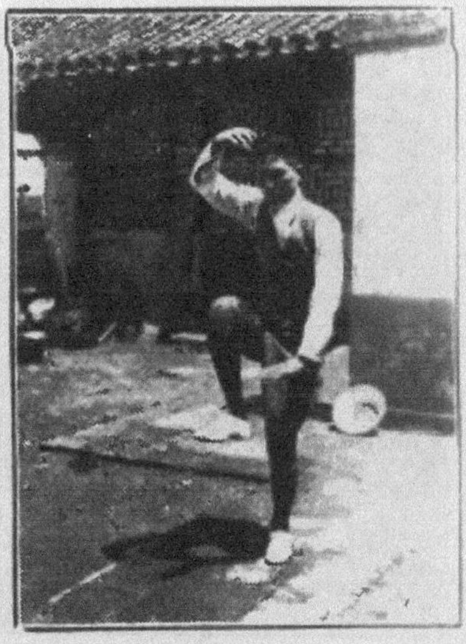

獨立之姿勢

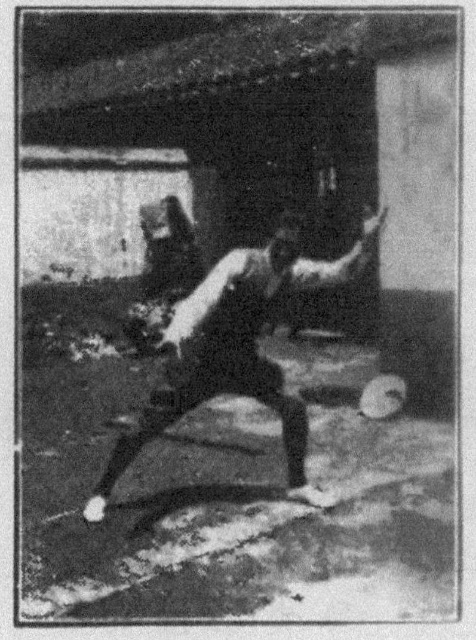

斜飛之姿勢

太極拳單練姿勢之大要

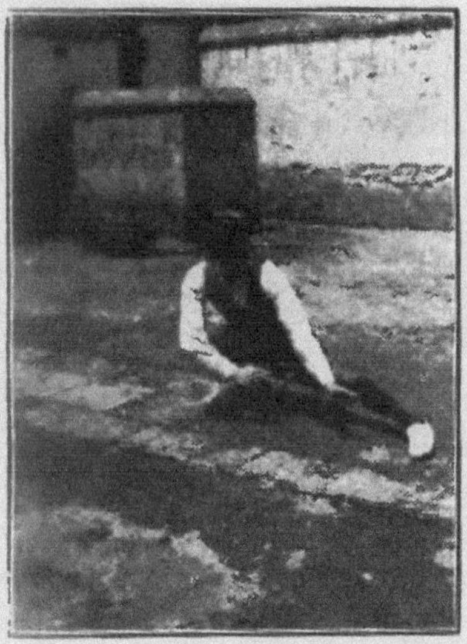

下身之姿勢

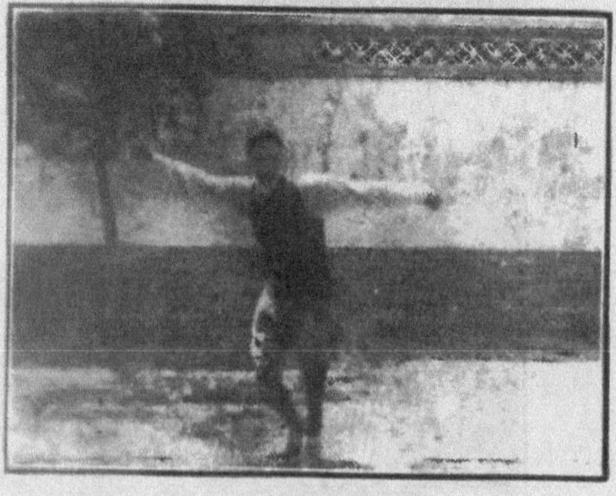

跨虎之姿勢

太極拳雙練姿勢之大要

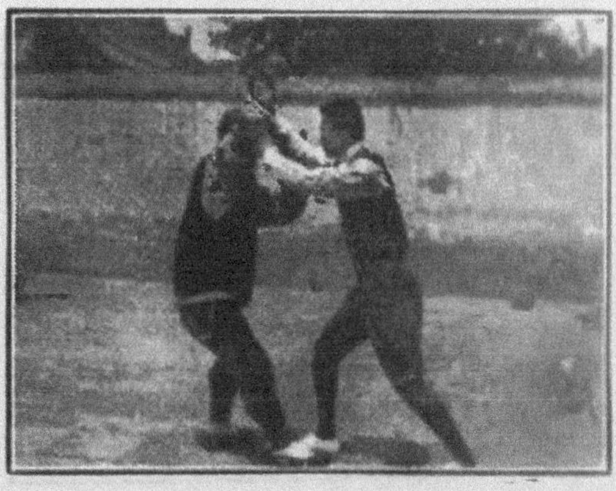

掤之姿勢

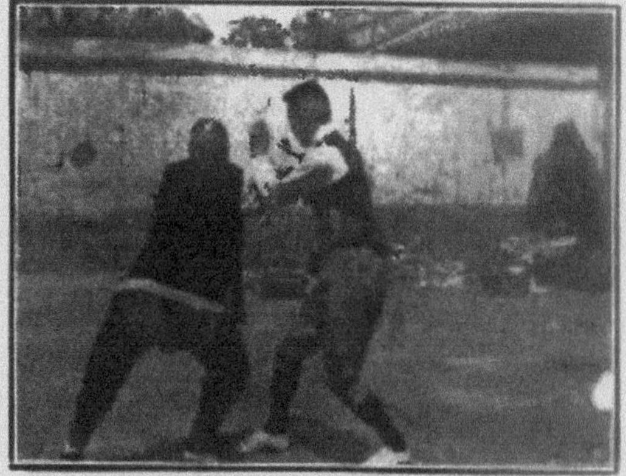

攌之姿勢

太極拳雙練姿勢之大要

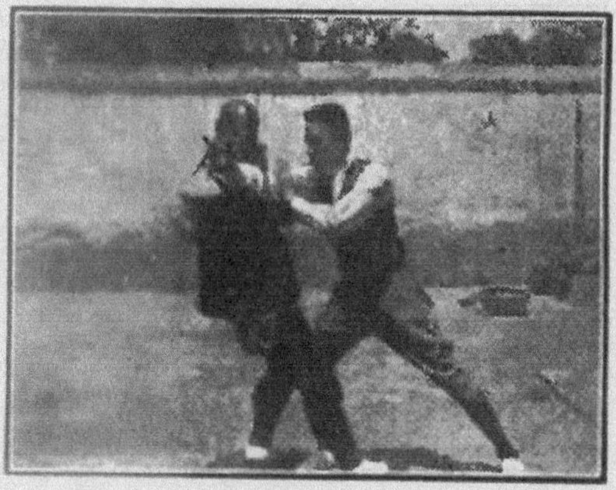

擠之姿勢

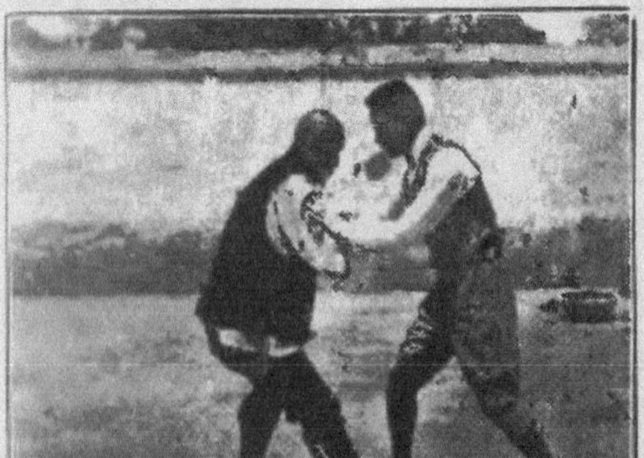

按之姿勢

太極拳雙練姿勢之大要

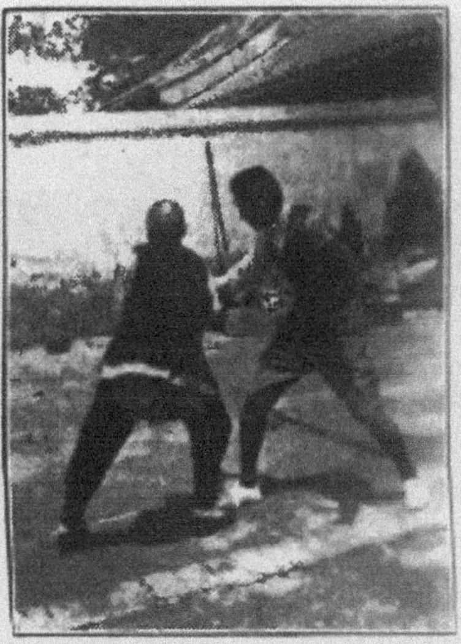

採之姿勢

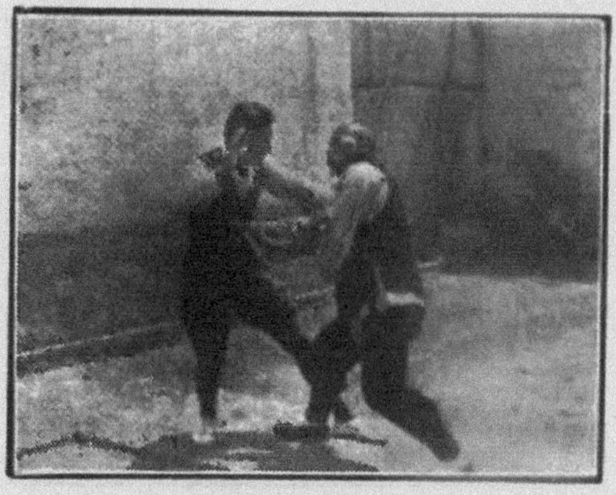

捌之姿勢

太極拳雙練姿勢之大要

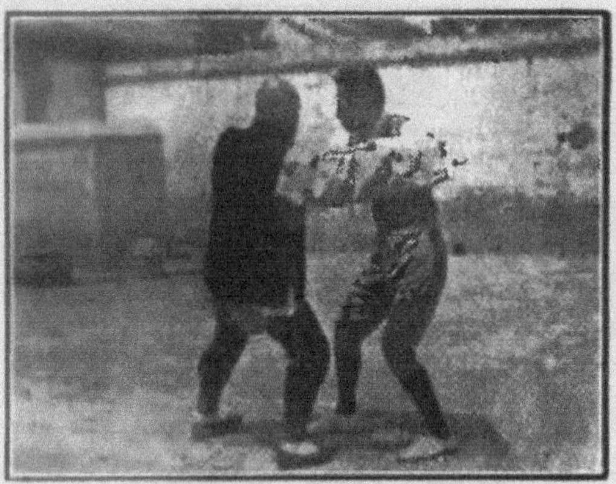

肘之姿勢

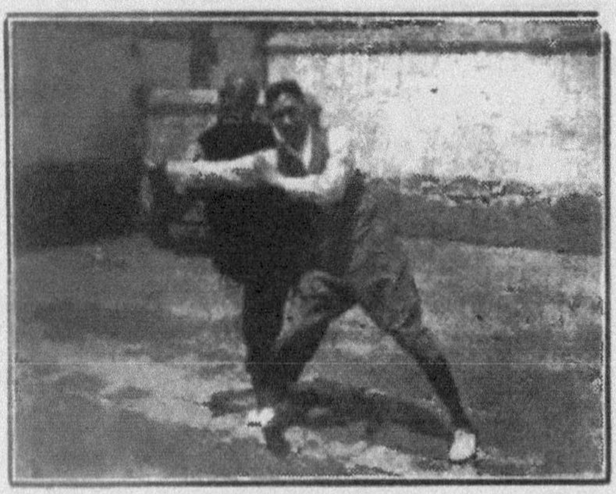

靠之姿勢

太極拳淺說編輯緣起

不佞習外家拳有年覺與體質不宜乃從吳鑑泉學太極拳術迄今已屆十稔賴同學陸君尹甫趙君壽邨等昕夕研究獲益不淺今春尹甫自吳中來書述南方太極拳風行狀甚詳並望不佞述其經驗所得以惠初學不佞夙以提倡體育為志因忘淺陋而草此編倉卒從事掛漏必多恐未足以副老友之所期耳

丁卯初夏徐致一謹識

一本書志在普及。以淺顯文言達意爲止。故定名曰淺說。

一本書雖以說理爲主但亦不作玄妙空衍之談。太極拳勢詳圖暨拳經註解等。坊間已有專著多種。本書故不複述。

一太極拳立身姿勢。與外家拳不同。頗關重要。推手八法。亦爲習技擊者所須知。故於篇首。附刊數圖以示一斑。

一著者學識有限。謬誤在所不免。倘蒙海內方家指正。無任感幸。

著者坿識

胡序

徐君致一成太極拳淺說一書將付梓以予亦曾習太極拳索言以弁其端予竊攷之詩無拳無勇漢書皇甫嵩傳雖兒童可使奮拳以致力是卽拳藝之嚆矢漢書藝文志載有手搏六篇列於兵家技巧一門亦拳術之遺也然書缺有間矣近來外人著體育諸書汗牛充棟其關於拳學者與我國之拳術要不無精粗之分耳徐君習太極拳十餘年功力甚深尤多心得以是學向以口授爲多自王氏太極拳經黃氏內家拳法諸書外作者甚少後學不易問

津因成是書以餉學者意甚盛焉學者得名人指授復以是書爲導師事半功倍蓋可斷言然則徐君之嘉惠後學豈淺鮮哉徐君爲吳君鑑泉高足北方學者未之或先今將南旋吾知是學亦與之俱南矣因喜而爲之序丁卯仲夏吳興胡惟德

周序

太極拳者亦吾國古時拳術之一也吾友徐君致一致力於斯已十稔矣今年夏以其研究所得編輯太極拳淺說一書以詔示後學甚盛舉也書成請序於余余於此道未嘗問津烏敢置一語顧朋儕之習此者甚夥見其一切動作純任自然柔輭易行意隨形轉凡用心專而歷程久者雖以衰弱之身軀罔不得健強之效果養心存性却病延年誠無有逾於此者矣余知此書行世人必手執一篇而爲體育家之借助焉中華民國十六年六月周詒春序

太極拳淺說

四

黃序

太極拳者殆技而進乎道者也以靜待動以柔克剛不矜才不使氣雍容大雅行所無事而應敵制勝莫測端倪不可思議乃至老弱婦孺苟得其術亦可衞生保身而不滋流弊宜乎其傳習日廣駸駸乎羣推爲國技之冠焉昔洪楊之役吾家一日而自殺者三十九人此無他不甘受人戮辱而無拳無勇不能自存於亂世固亦大可哀矣四十年來暱交北方健者若單刀王五大刀李三豐柔術李瑞東輩甚稔吾國武術門戶頗多而以太極爲最平易最眞

實如布帛粟菽可資終身而不可須臾離也徐君致一既得其術於名師復能破除成見參以新理如力學幾何及心靈術等隨事卽物侔色揣稱積久貫通得若干篇舉召其徒弱女邦儀受教甫晬而同學數百已無敵者同志謀廣其傳以救吾族之文弱樂而序之黃中慧十六・六・十四

陸序

余束髮受書卽喜閱武術小說每讀紅線聶隱娘傳虎虎然有生氣輒爲之眉飛色舞聞父老言甘鳳池白泰官之爲人則傾心崇拜至欲裹糧入山冀一遇其人無如髫年體弱吳中風氣又尚文不右武無法覓得良教師指示途徑以是廢然而止然初未斷念也年事稍長値歐化東漸各學校競重體育尚運動青年學子多於課暇以蹴踘等爲戲學校亦歲時開運動會以爲之倡時余適長吾郡實業學校乃與諸同志在城南組織體育觀摩會日往練習

各種技術光緒季年留學扶桑覩夫彼邦之聲名文物其國人之重視體育與夫校中同學日人對於柔道劍術弓術各部研究不遺餘力然後知彼邦之體育發達者於西來鍛鍊身體方法以外固深得我東方武術之精神焉往常端居深念以爲吾國國技之高尚偉大允爲世界獨步而歐美各國之體育家不尚血氣之勇於心理生理方面兼修並顧亦爲吾國所不及安得有人焉以科學的方法嶄新的頭腦研究國技的原則原理發揮而光大之以爲吾國體育界別開一新紀元者乎今不圖於吾友徐君致一見之徐君浙人居海上幼入澄衷小學卽以好身手著

名迨後由中學而專門大學同學咸推爲選手與他校角球無戰不勝由是運動家之名大著每逢各校開聯合運動會凡跳高擲球賽跑等項目君無次不獲錦標既畢業於北京法政大學派赴江蘇審計分處任事與余同官時路局人員常作球戰邀君參加輒奏奇捷民國五年後奉調入審計院復與余同事公餘輒抵掌縱談武事乃由京友介紹一武術教師延主余家講授各種拳法及刀棍等術徐君銳進無前余以少年失學進步較難私念中歲無論如何精進恐終未能深造因思改習內家拳術以符養生之旨適都中體育研究社成立延請太極拳泰斗吳君

鑑泉主講余與徐君乃偕往求見執贄爲弟子吳師鑒余輩之誠亦悉心教授十稔以來苦心練習幾於寒暑無間其門下高足弟子復日與余等遊更相印證藉資歷練徐君天資絕高三四年間卽已盡得此中三昧每與人角輒得心應手無往不利余固望塵莫及卽吳師門下亦鮮能與之抗手矣比年因有慨斯術之不傳於世公餘出其所得著爲淺說舉凡心靈術生理學物理學以暨有關身心之各科無不旁證曲引以淺顯之筆推衍而發明之倘所謂以科學的方法嶄新的頭腦研究國技的原則原理者乎余鑒於世之研習斯學者非牢守祕不示人之舊習卽

故爲幽深玄妙之空談斯界尚無創作初學艱於問津因勸其付梓行世以餉來者書成徐君來函索序乃謹述其緣起如此並爲世之同志者告焉

民國十六年六月既望

尹甫陸鴻吉序於新都之寓舍

褚序

余酷嗜運動有如飲食三十年來未嘗一日間斷雖各種門類未能悉加練習然用力之勤則差堪自信近數年從吳鑑泉先生習太極拳術始知內家功夫處處與生理相合適非其他劇烈運動可比囘憶余曩歲本有關節痛症自習斯術迄未復發可爲明證年來學習粗有所得曾根據科學原理發明太極拳推手器械及闘球場等以供同志之研究蓋深信斯術法簡效宏宜爲普遍之宣傳非敢阿私所好也徐君致一研究此道十有餘年深得箇中三

昧所著太極拳淺說一書詞簡義賅語語眞實其重要各章每引科學原理爲證余尤心折洵不愧爲吾道之創作後學之津梁焉徐君體僅中人膂力亦不逮余遠甚余初意非余敵手孰知每與推手稍不經心輒被擠於尋丈以外其造詣之深於此可見而斯術之妙用亦不待言而彰矣茲因前書再版余既深佩徐君能以科學立說與余之宗旨相同故樂而爲之序

中華民國二十年三月吳興褚民誼序於上海中法國立工業專科學校

太極拳淺説目次

太極拳淺説

太極拳淺說

第一章 小引

吾國拳術。發源甚古。昔人、以、之、鍛、鍊、身、心。重在、却、病、延、年。其法、大、抵、簡、而、易、行。人人、可、學。自技擊之風尚。盛行於世。一切姿勢。競尚險奇。每以、難、能、爲、可、貴。遂漸、失、體、育、眞、意。後之人。復從而標新立異。自爲派別。致拳術門類。日形繁雜。主奴之見。亦由是而起。初學、罔、知、選、擇。弱者、強、其、所、難。輒有、事、倍、功、半、之、歎。著者亦常引以爲憾。太極。拳。者。內、家。拳。術。之。一。也。其法。簡。而。易。行。一切。姿。勢。悉任。自。然。無男。女。

太極拳淺説

老。幼。可。終。身。習。之。而。無。害。實深。有。得。乎。古。之。導。引。術。者。其施。諸。技。擊。也。亦純。以。心。氣。爲。主。仍不。離。乎。修。養。之。術。非如。其外。家。拳。法。專務。力。勝。其言、虛、實、變、化。則一、以、易、理、爲。本。其言、心、氣、功、夫。則與、孟、氏、養、氣、之、説。尤相、符、合。其關、於、生、理、物、理、各、點。則又、與、今、之、科、學、原、理。一一、可、通。凡茲。數端。非所。謂。藝。而。根。於。道。者。乎。著者性喜武術。初習外家拳。亦甚感興味。近十年來始專修太極拳術。蓋深信各種拳術。雖均有獨到之處。然法、簡、效、宏。堪爲、普、及、體、育、之、資、者。則以、斯、術、爲、最、宜。用是不揣譾陋。就其經驗所得。編爲淺説。俾世之有志養生者。知所問津焉。

第二章　太極拳源流略述

拳術門類。雖以姿勢不一。而殊其名稱。然其最大派別。則不外內外兩家。內家、主、柔。勁蘊、於、內。外家、主、剛。勁顯、於、外。內外之分。意卽在此。外家盛於少林。久爲海內所宗仰。內家祖張三丰。三丰何時人。傳者不一其說。證諸甯波府志明張松溪事略。則三丰爲宋之武當丹士。似尚可信。唯謂其拳術得自神授。未免附會。三丰之後。得其眞傳者。至元世祖時。始以山右王宗岳見稱。王氏述三丰遺論。著太極拳經及行功心解等多編。（附錄於後）說理精妙。言簡而賅。今所、流、傳、者。實、宗、其、說。明黃百家著內家拳法。（附錄於後）則稱一三手精於少林。從而翻之。故名內家。」似內家亦出於外家也。黃氏所記拳法。名目、繁、多。類於、外、家。唯觀其一練既熟。不必顧盼擬合、信手而應。」等語。則又、與、王、氏、所、述、太、極、拳、理、胳、合。然仍。是。一。般。拳。術。以簡。馭。繁。由博。返、約。之。法。與太●極。拳。術。之。純。以。虛。靜。爲。主。者。不無。精。粗。之。別。據黃氏自述。彼所從受業者爲王征南氏。征南固宗於松溪者。就甯波府志所載。松溪與少林僧校技一事（附錄於後）觀之。則松、溪、所、用。固太、極、功、也。第該志復載松溪以七十老人。猶能舉手劈巨石。可見、松、溪、非、僅、以、柔、術、擅、勝。或曰柔之極者。剛自至焉。援諸孟氏養氣之說。非不可通。然何、以、黃、氏、內、家、拳法。未嘗一論及之。王氏行功心解。雖間有言剛勁者。似亦不專作堅硬解。此中異同。無從考證。殊爲憾事。松溪所傳皆南派中人。北派則由王宗岳傳河南蔣發。蔣氏傳懷慶陳長興。傳至京師者以陳氏高足楊露蟬爲第一人。得其眞傳者。除楊氏諸子外。有萬春凌山全佑等數人。全佑之子吳師鑑泉。卽著者所從問業者也。古燕許君禹生著太極拳勢圖解。述其流派甚詳。可供參攷。本刊限於篇幅。僅誌其大概如此。

第三章　太極拳之優點

凡拳術皆有優點。亦皆有弱點。蓋有所專則必有所偏。其特性固如是也。今之好爲軒輕之論者。於其所習之拳術。則推崇之。唯恐不至。反之。則攻擊之。不遺餘力。雖由門戶之見使然。實皆未明拳術之特性也。太極拳以虛靜爲主。一切動作。重柔輕剛。喜外壯者。每以爲病。顧太極拳本以修養精神爲其無上功效。其施諸技擊。亦非以力勝。其與外壯功夫相形見絀處。適足以知其特性之所在。與諸家拳術之各有特性。初無二致。爰本此旨。述其優點如左。

（甲）養生方面

一　身心合修　外功拳以發達肉體爲主旨。蓋深信健康之精神。寓於健康之身體也。靜坐功以修養精神爲主旨則謂精神充實足以改造身體也。分而言之，固各有其是；合而言之，則亦各有所偏。昔達摩大師傳易筋洗髓二經，內家拳主先身後心，皆足證養生之道，貴平身心兼修。太極拳一入手，卽從身心兩方同時進行，故謂之身心合修。其法詳見王氏行功心解，學者宜自參之。

二、動作緩和・劇烈運動，見效雖速，然其流弊，亦不勝言。太極拳一切動作，以柔緩隨和爲主，明足以舒展筋骨，暗足以調和氣血。卽舍修養精神而言，亦最合於體育原則。

三、姿勢平順・太極拳以立身中正安舒（語見行功心解），運勁無過不及。（語見太極拳經）爲其重要原則之一。故一切姿勢。悉任自然。自然者。平穩和順之謂也。與劇烈派拳術以險奇爲勝者。迥不相同。

四、發達自然

人體各部之發達。在生理上均有一定程序。劇烈運動不合生理程序。最易發生流弊。太極拳行功之時。一動無有不動。一靜無有不靜。（語見行功心解）於肢體任何部分。皆無偏重之處。故在生理作用上。有補助之功。無妨害之弊。蓋卽所謂順其自然之性也。

五、治病特效

拳術有治病之效。固人人所知。唯練劇烈運動。消耗體力過多。弱者不易補充。反屬有礙。太極拳以、適、應、生、理、變、化。為其、原、則、之、一。其補、助、氣、血、處。純以、婉、和、為、主。不使、呼、吸、與、循、環。絲毫、失、其、常、度。故雖。有。肺。病。者。亦可。練。之。而奏。奇。效。（唯病發時仍宜靜養）其他。可。治。之。病。自更。不。待。言。矣。

六、陶·養·性·情·

人之性情不同。皆與體質有關。精神、能、變、化、體、質。凡稍、知、心、理、學、者。皆能、言、之。太極拳重柔道。以虛靜為主。如粗、躁、滯、鈍、等、弊。均在、禁、忌、之、列。故練。之。既。久。便可。於。不。知。不。覺。中。養成。一。種。優。美。之。習。慣。足為。佩。弦。佩。韋。之。助。若富。於。暴。戾。氣。者。習之。尤。有。明。效。

（乙）技擊方面

太極拳淺說

一、以靜制動。兵法重虛實。拳術亦然。拳術之虛實在勁。不在形。我之虛實。我自知之。人之虛實。當其蓄勁未發時。我皆無由知之。故於此時進擊敵人。最為不宜。蓋敵人。富有伸縮餘地。我若輕進。反為所乘。太極拳於此等處。必任敵人先我發勁。俟其逼近。則用逆來順受之法。引使入我彀中。然後從而制之。（即打手歌所謂「引進落空合即出」也）則無不應手而仆矣。語云。知彼知己。百戰百勝。皆此。以靜制動之妙用也。

二、以柔克剛。自來論拳勁者。每引經義為訓。故於剛柔之分。輒以陰陽二字為其註解。此二字涵義至廣。固足概括一切。唯初學則鮮有不病其寬泛者。其實、凡、一、種、勁。若有、抵、抗、性、者。不問、其、勁、之、大、小。應皆、謂、之、剛、勁。反、之。若有、一、種、勁、能隨、敵、勁、以、爲、伸、縮。而不、含、抵、抗、性、者。應皆、謂、之、柔、勁。柔勁。以。伸。縮。性。爲。最。要。若無。此。性。則一。遇。敵。勁。便無。復。活。之。望。此種。勁。可。名。之。曰。死。勁。剛勁、以、強、爲、勝。遇強、則、折。勢所、必、然。其致。敗。之。由。雖與。死。勁。不。同。然其。結。果。則無。以。異。焉。可見。以。柔。敵。剛。猶之。以。活。勁與。死。勁。較。勝敗。之。數。不卜。可。知。太極、拳、以、因、敵、變、化、示其、神、奇。（語見十三勢歌）蓋卽。本。乎。此。理。非習。斯。術。者。故。神。其。說。也。

三、以小勝大　此言太極拳破敵之時。常以小力勝大力。蓋太極拳所用之術。（着形於外。勁蘊於內。着與勁能合而用之。曰術。）無形之中。皆以力學爲根據。其發勁之時。或先使敵人重心。失其主宰。或利用合力原理。順勢追擊。故無須大力。而敵人自倒。此中妙處。迴非以硬打硬進爲勝者所能夢見也。

四、以順避害　太極拳用勁之法有二。曰走。曰黏。（人剛我柔謂之走。我順人背謂之黏。語見太極拳經。）走以化敵。黏以制敵。二者交相爲用。乃能變化無窮。太極拳種種動作。俱成圓形。一圓之中。卽含無數走黏。隨機應變。純恃感覺。其最要法則。則不外順之一字。蓋應敵之法。非柔卽剛。用剛則與敵勁逆。而不順。不順則無由走。不走則無由化。不化則無由黏。不黏則敵之變動無由感覺。輕進者不審敵勢以能招架為勝。一遇大力壓迫。未有不創巨痛深者。皆不知用順以避害耳。

(丙)其他方面

一、人人可練

太極拳人人可練之理由。大略如左。

(一)太極拳一切姿勢。純任自然。平正簡易。毫不費力。無論婦孺或老弱。皆可練習。

(二)太極拳施諸技擊。純以柔順為主。不求力勝。有志技擊而自恨膂力不足者。皆可練習。

（三）太極、拳、有、治、病、特。效。凡體。弱。多。病。而。所。患。並。非。不。治。之。症。者。皆可。練。習。

（四）太極、拳、重、意、不、重。形。與任、何、拳、術、同、練。皆無、妨。礙。故愛。外。功者。亦可。練。習。唯每。次。練。習。時。須先。練。外。功。拳。後練。太。極。拳。耳。

（五）太極、拳、主、漸、進。每日、早、晚、練、習。並不、費、時。如志在修養祇須早晚各盤架子一次每次僅需十分鐘而已若練技擊每日推手半小時即得益不少故雖。餘。暇。無。多。亦可。練。習。

（六）太極、拳、動、作、極、靜。練時、並、不、擾、人。需地、亦、不、在、多。即在。旅行。中。亦可。練。習。

二、便於演習　凡練、技、擊。最重、演、習。如練別種拳術。兩人對手時。各不相讓。最易發生危險。膽小之人。及不勝跌撲之苦者。皆非所願。太極拳有推手法。以爲演習應敵之用。其法、專、練、感、覺。主化、不、主、攻。若不。妄。動。蠻。勁。決無。危。險。之。虞。故最。便。於。演。習。

三、趣味濃厚　太極、拳、種、種、動、作。俱作、環、形。一環、之、中。處處、有、虛、實、變、化。初學、不、知、變、化。自無、多、少、虛、實。練之。既久。則虛。實。變。化。自能。因。應。咸。宜。（太極拳一名長拳卽謂其虛實變化如長江大河滔滔不絕也）無論。單。練。雙。練。均如。對。奕。一。般。趣。味。異。常。濃。厚。行功心解云、「意氣須換得靈、乃有圓活之趣。」蓋卽指此而言也。

第四章 太極拳與心理學之關係

太極拳主身心合修。練時務須以心行氣。以氣運身。（語見行功心解）乃能盡其妙用。此種練法。純以心理作用為其根據。極為真實可信。蓋吾人精神力量至為偉大。能使人之生理作用完全受其支配。其甚者如篤信宗教之人。能跣足行火上。不畏燙傷。或蹈白刃而不感痛苦。其淺者如人逢喜事。每覺四周景象皆饒佳趣。且能增其食欲。是等現象皆足為心理作用影響於生理。生理作用之明證。須知吾人神經作用。因其生理組織。有中樞與末梢之分。故所受外界刺戟。亦有感覺與知覺之不同。感覺、者、乃、神、經、末、梢。受外、界、刺、戟、而、起、之、一、種、單、純、作、用。初無、認、識、外、物、之、力。如聲感於耳。色感於目。以及臭味之於鼻舌。皆爲生理上各種感官。所應有之感覺。其作、用、但、能、感、覺、於、前。不能、想、像、於、後。繼感覺之後。而立卽加以想像者。則爲知覺。知覺、者、乃、由、感、覺、之、波。動。經、神、經、纖、維、而達、於、神、經、中、樞。所發、生、之、想、像、作、用、也。知覺、爲、吾、人、種、種、觀、念、之、發、源、地。觀念、與、運、動、中、樞、有、極、密、切、之、關、係。如思執物而手自動。見酸梅而口卽流涎。皆爲、吾、人、觀、念、驅、使、運、動、中、樞。所發、生、之、生、理、現、象。今之催眠術及心靈術等。卽利用此種心理作用。以發揮其不可思議之功效凡稍知心理學者皆能言之太極拳各種姿勢平淡無奇練時又不許用力（未練拳術之人所用之力多是蠻力在拳術中謂之僵勁）初學之人不知其意味所在常易發生厭倦實皆不知利用心理作用之過行功心解第一句即說以心行氣蓋即示我人以最大要訣無如初練之人每以爲拳術一道非教師以灌溉方式傳授弟子則弟子必難得其法術實爲一大誤解不知教師所負之責任在能示人以正確之方法而已若夫術之得與不得則在學者對於敎師所示之方法是否忠實練習以爲斷即如以心行氣一語原是一正確之方法而學者多未嘗注意及此乃欲藉

平淡無奇之姿勢。依樣胡蘆。以爲入道之階。宜乎其不能有功矣。然則、究、應、如、何。方爲合、法。以最。普。通。用。語。說。明。之。卽所。謂。想。當。然。耳。想當、然、者。乃一、切、動、作。吾人。應。確。信。其。必。有。當。然。之。效。果。而加。以。想。像。之。謂。也。如意、欲、行、氣。則應、作、行、氣、想。如意、欲、沉、重。則應、作、沉、重、想。如意、欲、沉、氣。則應、作、氣、沉、丹、田、想。推之、一、切、方、法。凡有、所、欲、皆、應、作、如、是、想。此種方法。一經道破。固極簡單。然其效驗。亦非一蹴可幾。十三勢歌所謂「勢勢存心揆用意。得來不覺費功夫」蓋卽指此而言。故欲。見。效。必須。練。習。之。人。每當。行。功•之。際。不問。其。效。果。如。何。應時。時。作。如。是。想。無稍。間。斷。久而。久。之。

由習慣而漸成自然則一切想像力能支配生理作用以遂其心之所欲實爲當然之結果太極拳經「默識揣摩漸至從心所欲」等語即與此意相符學者切勿以空論視之是爲至要著者初習太極拳即深信斯術與心理學極有關係去歲得一女弟子練不多時便著奇效初頗以爲異嗣知其曾習心靈術乃益信揣見不虛惜著者對於心理一學未嘗深究故僅能述其大概如是亦不知所說當否甚願海內宏達進而教之俾斯術益見昌明固非著者一人之私幸焉

第五章　太極拳與生理學之關係

凡拳術皆有一定之姿勢。姿勢之優劣。與人之生理作用。至有關係。太極拳。一切姿勢。平淡無奇。或有疑。其功效淺薄者。不知其各種姿勢無不脗合於生理原則也。著者不敏。請爲擇要分述於後。

一、虛領頂勁 人之頭部。大腦在焉。大腦皮質有種種神經中樞。分司人體各機關指揮之責。其重要自不待言。頭容正直。爲各家拳術所同有之姿勢。正直之法。切忌用力。用力則肌肉收縮。頸部必立形木強。其流弊所至。不但有礙於血液之暢行。與呼吸之順利。且足使大腦皮質（即各種神經中樞所在地）與腦脊髓間之連絡。在無形中發生障礙。

礙及不良之影響太極拳對於頭部之姿勢曰虛領頂勁一名頂頭懸頂勁者謂如有勁直貫於頂虛領者謂當用虛靈之意（即不用力）自引其項項頭懸者謂人之頭項當如懸於空中一般合而言之即謂人之頭容須於正直之外兼有虛靈自然之妙方爲合法十三勢歌「滿身輕利頂頭懸」句及行功心解「精神能提得起則無遲重之虞」句皆與虛領頂勁有關不可不知此頭部最重要之姿勢也除此以外尚有須同時注意者三端附述於下

（甲）忌努目　練太極拳務須態度沉靜力避劍拔弩

張之態。太極拳論「神宜內斂」一句。行功心解「神舒體靜」一句。及「外示安逸」一句。均是此意。用力努目。既爲眼球隨意轉動之礙。且使精神外露。亦有提氣之害。卽在生理方面說。眼肌不可過努。眼球當順其調節作用。亦爲當然之原則。努目適與此背。切宜戒之。

（乙）口宜閉忌咬牙

人之呼吸。按照生理。本應由鼻空出入。閉口之效。卽所以養成此種良好之習慣也。唯用力緊閉。則失純任自然之意。且齒部過受壓迫。亦與生理有礙。不可不愼。

（丙）舌抵上腭　此法能使口內唾腺時時分泌津液。以爲潤喉之需。蓋初練之人。一經動作。則血行必漸加速。易使咽喉乾燥。而礙及呼吸。殊與調息有關。若行此法。其弊自免。且能補助消化作用。尤有注意之價值也。

二、涵胸拔背　從生理方面說。人體之強弱。與肌肉運動力之強弱。常爲正比例。體操與武術。所以能使人強健者。其原因卽在於增進肌肉之運動力耳。唯人體肌肉有隨意肌與不隨意肌之分。隨意肌常隨意識而運動。不隨意肌則屬自動性質。而不受意識之指揮。故欲增。

加。不。隨。意。肌。之。運、動。力。除功。深。之。人。能利。用。心。理。作。用。外。初學。之、人、則非。藉。重。於。適。當。之。姿。勢。不。可。太極、拳、對、於、軀、幹、部、分、之、姿、勢、其最、要、者。曰涵、胸、拔、背。涵胸者、乃、使、心、窩、微、向、內、凹。俾內、部、橫、膈、板。因胸、壁、向、內、壓、迫、自然、降、下。以爲、沉、氣、之、助、也。拔背、者、乃、使、背、部、微、如、弓、背、之、突、出。俾脊、柱、之、背、椎、部、分。（背椎亦名胸椎在頸椎與腰椎之間此部分之脊骨因受重量壓迫常成前挺式淺弓形）可由、前、挺、式、淺、弓、形。練成、後、挺、式、淺、弓、形。俾背。椎。部。分。因前。後。皆。能。運。動。而無。形。中。脊。柱。全。部。可。使。回。復。初。生。時。之。垂。直。性。拔背、之、用。在拳、術、技、擊、方、面、說、亦有、極、重、要、之、關、係。蓋背、椎、前、挺。則氣、貼、於、胸。而成、上重下輕之勢最易受擊而倒且脊柱作前挺式淺弓形則腿部之力（太極拳論云其根在脚發於腿即謂發力之源在於腿也）經脊柱中部而直達於兩臂其勢不順尤爲發勁之阻礙行功心解「力由脊發」及「氣貼背」二語即指此種功夫而言又涵胸拔背之姿勢雖與靜坐式之三折形相似然太極拳係由動而靜與靜坐功之由靜而動途徑實不盡同故太極拳之涵胸拔背亦不可誤爲固定之姿勢必須隨勢變動乃能直接使肋間肌與橫膈板增加運動力間接使內臟不隨意肌增加運動力俾呼吸循環消化排泄等生理作用因此而呈良好之現象其爲重

要。更不待言。此外應附帶注意者。尚有三要點。略述如下。

(甲)鬆腰

鬆腰者、拔腰之反也。拔腰有提氣之弊。故宜戒之。鬆腰則氣自下沉。能使兩足增力。下盤穩重。且上下肢之虛實變化。有不得力處。亦全恃腰部轉動合宜。以資補救。鬆腰則肌肉舒展。可使腰部感覺靈敏。轉動便利。於技擊上有重要之效用。若從生理方面說。則鬆腰可使腹式呼吸。增其容量。即拳術家所謂沉氣功夫也。又腰部常作適當之運動。與腎腸兩機關。亦有良好之影響。太極拳論「其病必於腰腿求之」句。十三勢歌「命意源頭在腰隙」一句。及「腹內鬆淨氣騰然」句。皆指。鬆。腰。而。言。不。可。不。知。也。

（乙）尾・閭・中・正・

尾閭卽尾骶骨。在脊柱之最末端。此處、若、不、中、正。則脊、柱、之、直、度。必先、受、其、影、響。而精。力。亦。難。於。上。達。矣。十三勢歌「尾閭中正神貫頂」一語。卽是。此。意。又初、學、之、人。每遇、重、心在、一、足、時。（練太極拳兩足須時時變換虛實爲重要原則之一）其側、身、遷、就、之、姿、勢。往往、過、於、必、要、之、限、度。易使。全。身。骨。骼。陷。於。不。自。然。之。狀。態。甚與。生。理。有。礙。尤宜。於。尾。閭。中。正。一。事。加。之。

意也

（丙）垂臂　此言蹲身時宜使臂部下垂方爲合法之姿勢蓋初練之人稍稍蹲身便將臂部外突致使脊柱椎骨間受不自然之壓迫最足爲鬆腰拔背之礙故亦爲應行注意之一點也

三、沉肩垂肘　四肢運動爲隨意運動其運動之當否固由於意識之精粗但不良之習慣亦能使意識失其效用故初練之時雖屬隨意運動亦非有相當之注意不可太極拳對於上肢部分之姿勢其最重要者曰沉肩垂肘沉肩卽寒肩之反寒肩者如人畏寒而兩肩上聳也。此種。姿。勢。最足。阻。礙。膊。帶。部。分。（即肩骨鎖骨及其肌肉等）之。發。展。而使。胸。廓。受。不。良。之。影。響。殊與。生。理。不。合。沉肩。之。功效在使、肩、部、鬆、垂。以為、沉、氣、之、助。並使、兩、臂、於、發、勁、時可免、牽、掣、之、累。寒肩。則。適。得。其。反。故拳。術。家。均引。為。大。戒。垂肘、為、沉、肩、之、聯、帶、姿、勢。肘如。張。翅。不但。為。沉。肩。之。害。且使。肋。骨。部。分。失其。嚴。密。之。護。衞。亦不。可。不。知。也。其關於手部之姿勢。約有二端如左。

（甲）舒·指·　此言、手、指、須、有、舒、展、之、意。切忌、用、力、拳、曲。或過、於、硬、直。即遇、握、拳、之、勢。亦宜、鬆、不、宜、緊。庶符、全、身、悉、任、自、然、之、意。須知。手。指。之。姿。勢。在練。習。太。

極拳時應視爲全身運動之導引，切忌以此爲攻擊敵人之唯一表示也。太極拳論「形於手指」句，卽是此意。

（乙）突掌　此言手掌表示前推時，須使掌心微有突意，以爲引伸內勁之助。論其生理作用，則有舒展臂腕肌腱之效，故不可忽。然亦不可誤爲發勁而過於用力。蓋過於用力，非僵卽脆。僵則滯鈍，脆則勁斷，均與太極拳運勁之道不合，學者不可不慎焉。

四、川字步　太極拳之椿步，通稱川字步，卽兩足前後立。

足、尖、俱、向、前。須、在、兩、點、上。如・・形。或・・形。前、後、斜、度。及、左、右、距、離。宜、就、身、軀、高、矮。以、爲、伸、縮、之、標、準。蹲、身、亦、不。可。過。度。蓋、過。於。費。力。既、與。生。理。不。合。且、易。引。起。呼。吸。緊。促。尤、爲。沉。氣。與。調。息。之。大。礙。不、可。不。注。意。也。又、步、之、虛、實。亦、有、一、定、之、姿、勢。大、致、如、左。

（甲）虛・步・

兩、足、時、時、變、換、虛、實。使、全、身、重。量。由、兩、腿、輪、流、負、擔。既、可、調、劑、疲、勞。且、予、骨、節、以、相、當、之、活、動。此、太。極。拳。川。字。步。合。於。生。理。關。係。之。優。點。也。虛、步、之、姿、勢。以、能、隨、意、起、落、爲、最、要。腿、彎、應、伸、應、屈、既、不、如、外、家、拳、限、制、之、嚴。足、尖、或、足、跟。亦、可、順、勢、起、落。以符、自、然、之、意。切忌。自。相。牽。掣。太極拳論「由腳而腿而腰、總須完整一氣」等語。係概。指。兩。腿。而。言。學者。未。可。以。虛。步而。忽。之。也。

（乙）實。步。實步、即、虛、步、之、反。最要。之。姿。勢。爲腿。彎。不。可。伸。直。蓋不、如、此。則全、身、重、量。偏於、骨、骼、之、支、撐。不但。有。形。勢。不。穩。與變。換。不。靈。等。弊。病。且肌。肉。部。分。因此。減。少。鍛。鍊。亦非。生。理。所。宜。也。

以上各點。係專就固定之姿勢。略述大概。闕漏自所不免。其未盡之處。爲行文便利計。當於第七八章中。附論及之。割裂之咎。閱者諒焉。

第六章　太極拳與力學之關係

從技擊方面說力學與拳術最有密切之關係太極拳純以小力勝大力尤與力學原理隱相符合今舉其著要各點分述於後

一．合於奈端動例之點　行功心解云「發勁須沉着鬆淨專主一方」又曰「發勁如放箭」蓋謂擊人之力其意向所指當如箭之直趨於的方爲合法若作剛疾解則不免失之毫釐謬以千里矣須知力之本性不受外力則不變方向即奈端動例所謂「動路必直」也習外功拳者其發勁也能使敵人受損傷而未必隨手傾、倒、者皆緣其所發之力本在傷人故祗達身而止且恐爲人所執往往一擊卽回是其前進正力已先受自身負力之阻（奈端動例第二）一遇敵身應有之反力（奈端動例第三）自失其前進之本性矣太極拳一發勁能擲人於尋丈之外雖屬乘勢追擊之功亦由於所發之勁能順乎力之本性直使前進並不以已達敵身爲其止境也附錄奈端動例以資參攷

奈端動例第一、凡物若不受外力則靜者不自動動者不自止動路必直速率必均

奈端動例第二、動之變與外力爲正比變動之路直

與外力同向。換言之。即凡外力加於一物。一力有一力之效。多力有多力之效。

奈端動例第三、正力與反力相等。又曰。凡動必復。

二、合於合力原理之點

以太極拳應敵。遇敵發勁來擊。最忌逆其方向而抵抗之。宜順從敵勁之方向。以力引之。落空。使敵陷於危險之地位。方為合法。此種合法之力。即所謂化勁是也。其合於合力原理之點。以圖證之。如左。

第一圖

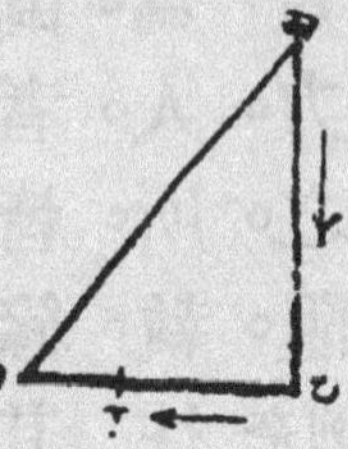

第二圖

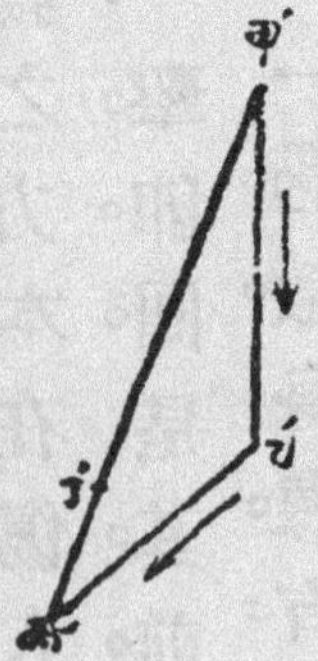

第三圖

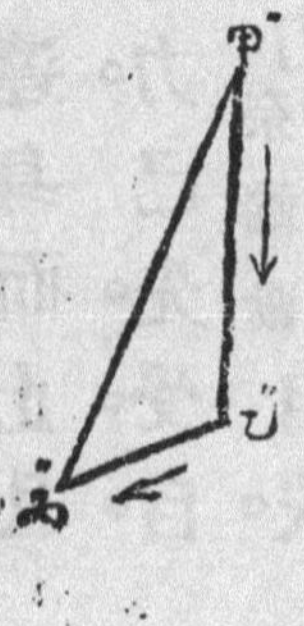

右圖甲乙甲'乙'甲"乙"等三線。均表示敵力之分量及其方向。乙丙線。乃表示尋常拳術。橫格敵勁時。所用外力之分量及其方向。乙'丙'與乙"丙"二線則表示太極拳所用化勁之分量及其方向。甲丙甲'丙'甲"丙"等三線。均表示外力（即乙丙乙'丙'乙"丙"等三力）加入於敵力（即甲乙甲'乙'甲"乙"等三力）後。所生合力之分量及其方向。以第一圖各線與第二三圖各線比較之。得式如左。

（子）

第一第二兩圖之比較

甲乙 ＝ 甲'乙'

乙丙 ＝ 乙'丙'

甲'丙'—甲丙 ＝ 丁'丙'

∴甲'丙' ＞ 甲丙

（丑）

第一第三兩圖之比較

甲乙 ＝ 甲"乙"

甲丙 ＝ 甲"丙"

乙丙—乙"丙" ＝ 丁丙

∴乙"丙" ＜ 丁丙

右（子）式甲'丙'大於甲丙。即證明太極拳之化勁能以同量之力得多量之效。（即使敵勁落空而陷於更深之危險）（丑）式乙"丙"小於乙丙。即證明太極拳之化勁能以少量之力得同量之效。按圖解之。均極明顯。自無待煩言也。

三・合於反力原理之點　又太極拳擊人時能利用反動力尤與合力有關蓋甲物加力於乙物之上則乙物亦加力於甲物之上兩力常相等撲之奈端動例第三乃爲當然之事實如人以手推牆同時牆亦以同量之力反加於手或如以繩牽物同時物亦牽人以及鎗礮子彈出膛時鎗礮必發生反撞等皆足爲反動力之明證至物之受力而移其原有位置者乃正負兩力中必有一力大於其他一力所生合力之結果也按力學説凡二力在一直線上其計算合力之法同向則相加異向則相減當如第四第五兩圖所示

第四圖

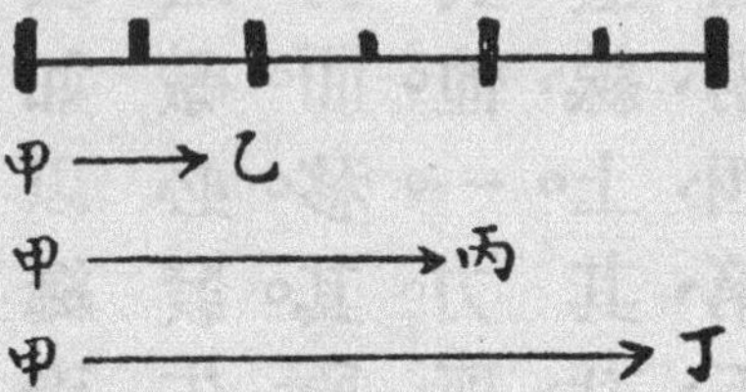

第五圖

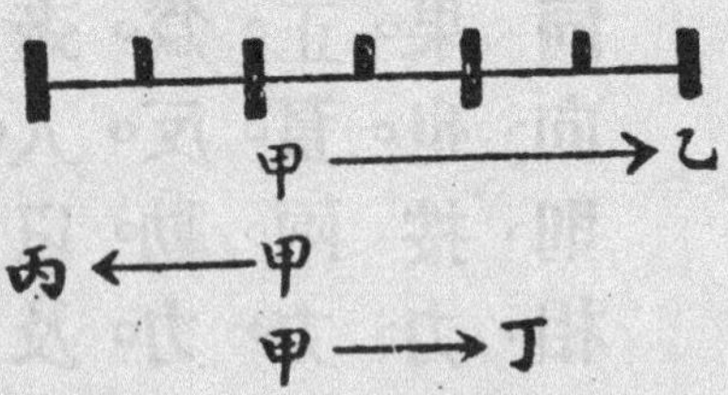

第四、圖、甲、乙、表、示第、一、力、之、力、量。作二、么、匯、算。甲丙、表、示、第、二、力、之、力、量。作四、么、匯、算。兩力、同、向。故圖。中。以。甲。丁。表。示。兩。方。相。加。之。合。力。六。么。匯。也。順勢、擊、人、爲、各、家、拳、術、所、同、尚。此圖、即、其、明、證。然此。與。反。動。力。無。關。不足。

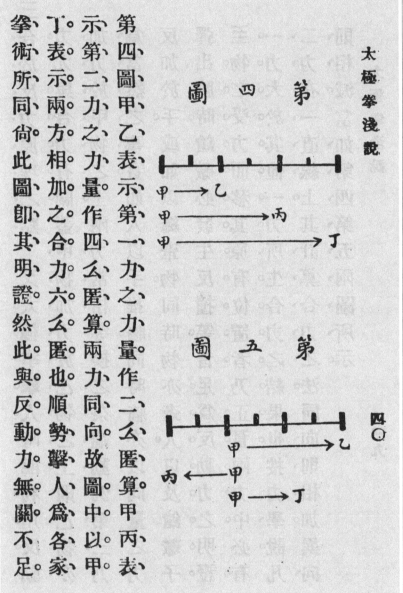

爲太極拳所獨有之優點也第五圖甲乙表示正力作四厶匿算甲丙表示負力作二厶匿算兩力反向故圖中以甲丁表示兩力相減之合力二厶匿也外功家以巨力擊人常不免受反力之影響其不經濟處此圖卽其明證太極拳擊人時其第一力之效用並無立卽制勝敵人之意乃首在探知敵人之反動力或其所加之抵抗力已至若何程度俾得以第二力移其反動力或抵抗力使敵人陷於不穩之地位然後以第三力擊之則敵人無不應手而仆矣故太極拳之第一力常爲虛着第二力則爲化勁第三力始爲發勁如第二力不能

移。動。敵。力。則第。三。力。應。仍。用。化。勁推而。至。於。第。四。第。五。力。應。皆。如。是。方合。太。極。拳。先。化。後。打。之。意。化。勁、與、反、動、力、之、關、係。以圖、證、之、如、左。

第六圖

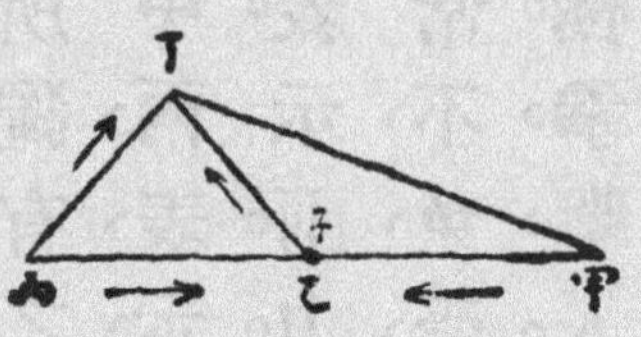

第七圖

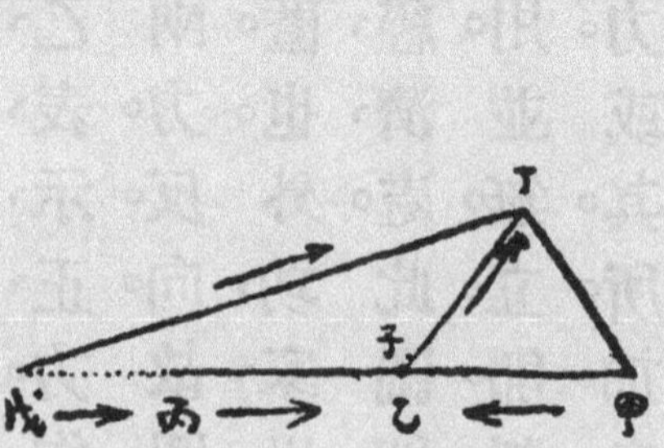

第六圖甲乙與丙乙等量而反向卽表示正力與負力相等之情形子點爲兩力相抵之點其合力等於零故在此時太極拳可用乙丁之力卽化勁使敵人之反動力由丙乙之方向而變爲丙丁之方向卽使敵人之身由直立之姿勢而成爲後仰之姿勢不穩可知矣太極拳論「若將物掀起」一句之掀起二字卽是此意第七圖戊丙係表示敵人所加之抵抗力戊丙與丙乙之合力較甲乙單力爲大故太極拳不與之抗而用乙丁之力卽化勁順其勢而移動之使戊乙之方向變爲戊丁之方向並增加其前傾之力量卽使敵身由直立之姿勢而成

爲前俯之姿勢。其危險亦無待言矣。太極拳能以小力勝大力。此其原因之一。學者不可不知也。

四・合於對力原理之點

凡兩力平行。大小相等。而方向相反者。則無合力。如第八圖。則謂之對力。

第八圖

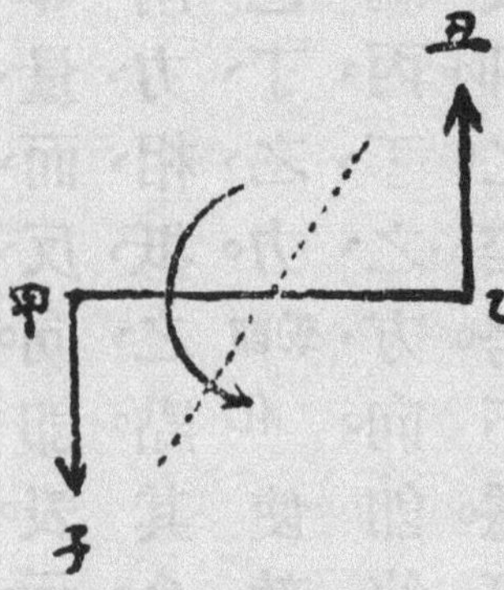

對力之勢常使物轉故太極拳每逢敵人以右手擊我左方或以左手擊我右方則我即側身以避之而同時以我之右手或左手向敵之左方或右方發勁擊之無須大力即能使敵身旋轉如第八圖甲乙代敵之兩肩子丑代反向之兩種勁其結果則兩肩易其原有之位置矣如敵已感覺不穩而立將所發之勁收回尤足使敵人被擊而後退蓋已由對力之形勢而變爲合力之形勢矣其圖如左

第九圖

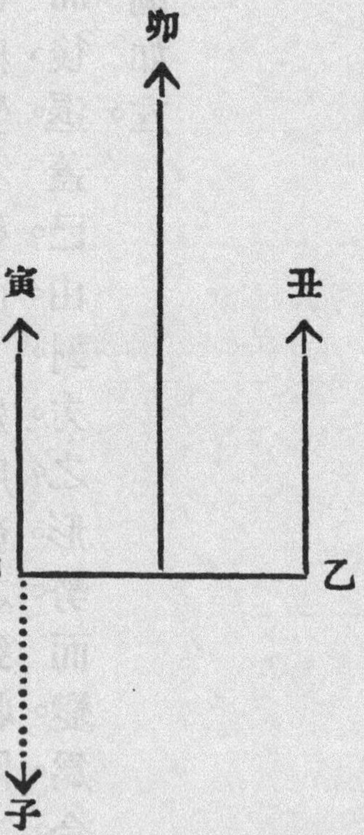

右圖子爲敵之第一勁。其效用已因收回而消滅。丑爲我方所發之勁。正在進行。寅爲敵之第二勁。與第一勁爲反向。亦正在進行。丑寅兩力之合力爲卯。即表示我以少量之力(丑力)而收多量之效也。

五・合於重心原理之點

凡物皆有重心。或在物內。或在

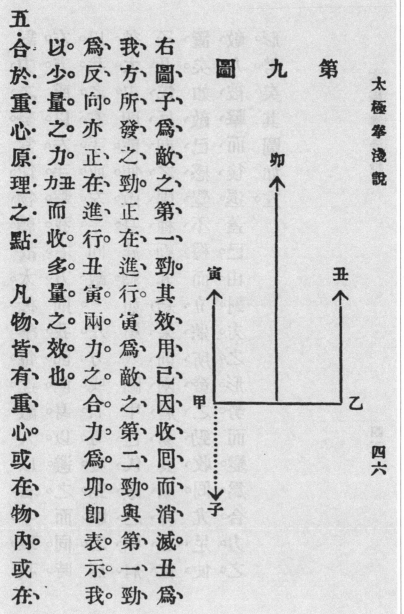

物外。隨形體、而變。異。有穩、與、不、穩、及、中、立、（即無穩與不穩）等、三、種、區、別。如第十圖。

第十圖

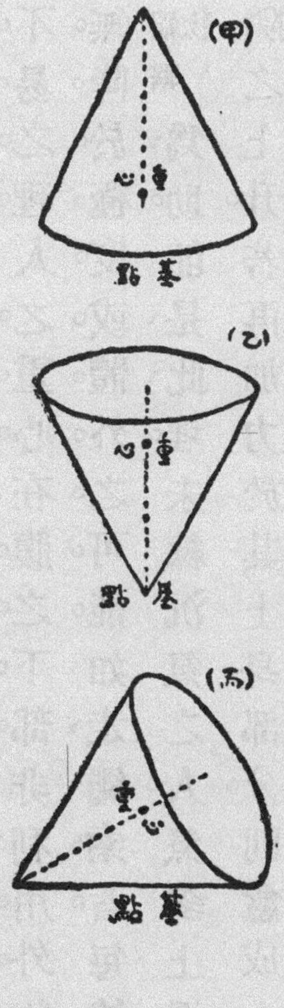

錐形體、（甲）爲穩、之、形、勢。因其。重。心。垂。線。不。易。越。出。基。點。之。外。也。（乙）爲不、穩、之、形、勢。因其。重。心。垂。線。微動之即出於基點之外矣（丙）爲中立之形勢因其重心垂線無論如何移動一經靜止可仍回基點之內也故欲維持物之穩勢須使基點擴大或重心下降乃爲一定不易之理人之重心在腹之下部非利用外物外力決無降於極度或體外之可能如走繩索者每恃長桿（兩端繫重物）爲助即是此理未練沉氣之人氣多上浮重心亦隨之上升若再加力於其上身部分則愈成上重下輕之勢其重心垂線極易越出基點（如圖乙）常有傾倒之虞然沉氣之功雖能使重心下降俾人體得較穩之形勢但人之兩足所佔之基點前後廣則左右窄左

右廣則前後窄如向其窄處擊之則重心垂線仍易越出基點也可見技擊之事僅恃重心下降亦非至穩之道太極拳應敵之時一方旣利用敵人反力以搖動敵人重心爲其先務（化勁之效即在於此說已見前）一方對於自己之重心則時時以變換方法使之穩定並不以一味沉氣爲其不二法門須知太極拳之姿勢旣以全身重量寄於一足爲其重要原則之一是其重心垂線僅與一足有關自不待言其一足之基點較之兩足站實者更爲狹小亦屬不可掩之事實以常理言此等狀態豈非反多傾倒之虞然太極拳仍能不失其穩定之形勢者其故果

何。在。哉。一言。以。蔽。之。皆兩。足。能。變。換。虛。實。之。功。耳。所謂、變、換、者。卽一、足、不、穩、時。立將、全、身、重、量。移於、他、足、之、上。使由、不、穩、之、形、勢。而復、歸、於、穩、定、之、形、勢。易言。之。卽基。點。之。地。位。時時。隨。重。心。之。變。動。而。變。動。使重。心。垂。線。一經。靜。止。可另。在。一。基。點。之。內。而不。受。其。原。有。之。限。制。也。

如圖(丙)前述走索之例。亦有無須長桿者。見者每以爲異。其實卽此種功夫登峯造極時。所同有之成績。皆深合力學原理。而無絲毫神祕性者也。

以上各端。凡有志技擊者。非融會貫通不可。本書限於篇幅。祇能述其大概。深以簡略爲歉。如有、不、易、了、解、處。若能、兩人同閱。按圖比擬。則其精妙處。或可於言外得之也。

第七章　太極拳之練法

前既言各種拳術皆有特性。故其練法。當然各有不同。不得其法。必至事倍功半。自可斷言。太極拳之練法。其關於心理方面及生理方面者。如本書第四五章所述。已足供學者之參攷。因不復論。本章係僅述行功時所應注意之各點。以補前文之所不及耳。

太極拳之練法。有單人練法與雙人練法之別。茲分述其大概如左。

一　單人練法

單人練法者。即通俗所謂盤架子也。太極

拳之架子。自始至終。約七十餘式。而同式者居其一半。實祇三十餘式。此三十餘式。初練時。若分而習之。平均每日一式。一月必可蔵事。次月則按原有程序。聯貫演習。亦以一月爲期。當可盡其形似之功。第三月、宜略知運用心氣之法。庶可使內神外形漸漸相合。方爲入門之初步。自此以後。如不習推手術。亦可按法自脩。唯如有所得。或有所蔽。仍宜時時向教師或先進之人請其證解。以免誤入歧途。亦應知之一端也。至行功之法。第一式雖屬預備姿勢。亦不可輕視。站立之時。務須凝神一志。屏除雜念。俟其自覺心氣已臻沉靜。方可開始行第二式。此時謂之由靜而動。既動之後。一切動作。當純以心意爲主。不妄用力。爲最重要之原則。太極拳論「一凡此皆是意」一句。十三勢歌「勢勢存心揆用意」一句。及「意氣君來骨肉臣」句。又行功心解「以心行氣」句。及「先在心後在身」句。已均明揭此旨。不難索解。唯初學之人。往往心知其意。而無由見諸實行。幾成爲不可免之通病。此其故。不在不能用心。在不知用心之步驟及其方法耳。茲分爲三步說明之。

(甲)輕靈 太極拳論第一句卽說輕靈。可見輕靈爲初步功夫。求輕靈之法。最重要者。爲一慢字。若從快。處。着。想。每易。流。於。浮。滑。不可。不。慎。譬如、舉、手由低、處、舉、至、高、處。切忌、一、舉、即、起。蓋一、舉、即、起。則意、識、之、效用。僅及、於、動靜、兩、點。而動靜、兩、點、之、間。便不、能、時、時、皆、有、意、識。導動、作、以、俱、進、矣。易言、之。即意、識、忽、有、變、動。則原、有、之、動、作。亦不、能、隨、意、識、以、俱、變、也。故心。想。舉。手。必須。手。僅。微。微。一。動便算。一。舉。若無。意。識。續。示。即不。再。進。方可。謂。之。眞。輕。由低。處。舉。至。高。處。須處。處。作。無。數。一。舉。想。而時。時。有。隨。意。變。化。之。妙。方可。謂。之。眞。靈。行功心解「邁步如貓行、運勁如抽絲」一句。即指。此。而。言。也。

（乙）貫串　貫串有單式貫串與複式貫串之別單式貫串可分二端言之

（子）上下相隨　此係指外狀而言卽手動時腰腿脚均宜隨之而動最忌自相牽制眼珠雖不必過於轉動眼神則不可不時時貫注太極拳論「其根在脚」句以下一段及行功心解「一動無時不動」句皆指此而言也

（丑）內外相合　此係指調息功夫而言人之呼吸最與動作有關故姿勢之開合當與呼吸之出入息息相通方爲合法所謂呼吸者非

單指肺呼吸而言須利用腹呼吸方能盡其妙用蓋鼓盪丹田之氣本為修養精神之要訣且與變換人體重心有密切之關係尤為技擊家之所必知太極拳論「氣宜鼓盪」一句及行功心解「以氣運身」句皆指此而言也

複式貫串者即由甲式換至乙式其過渡時之動作須順勢進行不可停頓務使諸式之間宛如以索貫珠方為合法太極拳一切動作俱成環形即從此處得之然此非單式貫串已有基礎決難圓

轉如意學者幸勿躐等而進是爲至要此第二步功夫也

(丙)虛靜 此謂第三步功夫乃太極拳最精微處非稍有根抵者殊難領會蓋上述輕靈與貫串二事尚可從有形處着手唯此則純是用意不用力之功夫當於無形中求之也虛靜者卽實中求虛動中求靜之謂也初練時勢勢揆其用意是從實處練也今當并此形迹而泯之故謂之實中求虛太極拳開式時曰由靜而動收式時曰由動而靜今則式式之中處處皆當作由動而靜想務使一切

姿。勢。皆有。動。卽。是。靜。靜卽。是。動。之。意。故謂。之。動。中。求。靜。此種。練。法。與心。理。作。用。最。有。關。係。本書、第、四、章、足、供、參、考。學者、可、自、求、之。

二 雙人練法

雙人、練、法、卽、推、手、法。推手、亦、稱、打、手。後附、打、手、歌、卽、推、手、時、應、知、之、歌、訣、也。推手、爲、練、習、技、擊、之、法。凡盤、架、子、有、基、礎、者。推手、時、更、可、得、其、好、處。蓋太極。拳。之。技。擊。功。夫。亦純。以。運。用。心。氣。爲。重。要。之。原。則。也。推手之基本手法有八。術語謂之掤、攦、擠、按、採、挒、肘、靠。掤主上承按主下抑攦主退化擠主進貼採主順取挒主斜按肘接肩靠則以濟手法之不足此其用法之大概也圖附卷首

太極。拳。應。敵。時。其最。妙。處。在以。虛。靜。勝。人。故太。極。拳。實。

以無法為法八法者不過為初學說法耳學者切勿以已習八法便謂懂勁若不知此是猶買櫝還珠也茲將練習懂勁之法擇要分述於左

(甲)不頂

不頂即毫不抵抗之意蓋謂無論敵勁大小皆宜以走法化之也初練之人非大勁不走皆是心中尚有抵抗之意此病不除則感覺必難練至極靈太極拳經「一羽不能加」句即指感覺敏銳而言皆由不頂而得之也練不頂之法首在用腰腰有不足時方可濟之以步若輕於用步則腰之效用反至減少而身法亦大受其影響矣

（乙）不丟 不丟者、不離之謂也。太極拳黏勁與走勁（不頂即走勁也）並重。若一走。即離。則不但敵勁無由感覺。且不能利用黏勁以收我順人背之效矣。不丟之法。並非專用兩手。須全身各處均能黏住敵勁。方爲合法。練時不可不注意也。

（丙）先求開展 此謂初練時之姿勢。宜先從長大處下功夫。以擴充不丟不頂之限度。須俟功夫漸深。方可力求緊湊。盤架子亦當如是。蓋由大處練至小處。雖小而實大。猶物質之結晶也。

（丁）勿先動勁 先下手爲強者。以快爲勝者之說法也太極拳則一反其意以後下手為主蓋所以待敵之勁而利用之也此種以靜待動之功夫初學之人常覺不慣性急者尤難於自主得之較為不易練之之法但在不問如何危險須一意以不丟不頂應之耳蓋不丟不頂則敵之弱點我皆能知知之而不逕擊之非強制不為功久之則自成習慣而所用之勁亦自有似鬆非鬆將展未展之意境矣（語見打手歌）有此意境則應用之時可無慌亂之弊且能隨意擊敵百無一失其効用殊未可以言語形容也

（戊）宜知變換

此言推手之道。初學時固宜按法演習，若已純熟，則亦不可死守成規。蓋既練被動，自當兼練主動，方可竟其全功。故運勁須忽隱忽現，手法宜時虛時實，亦爲習推手術者所應知之變換也。盤架子亦可參以此意，但非必要耳。

（己）勁斷意不斷

太極拳以用意不用力爲主，前文已言之矣。此言敵勁有不易黏隨時，不可因勁斷而完全脫離係關，須暗中用意思接應，以冀斷而復連。此種功夫，可稱爲無形之不丟、不頂，亦卽劍道中之合氣術也。練之之法，全在利用心理作用。

久之、自、得。蓋與、虛、靜、功、夫、同、一、途、徑、焉。

以上各項練法。從生理方面說。如輕、靈。可免妨、害、筋、骨、之、弊。貫、串、則、合、於、平、均、發、達、之、旨。虛靜、爲、修、養、精、神、之、妙、法。與氣、血、最、有、關、係。開展、則、有、舒、展、筋、骨、之、效。不丟、不、頂、則、於、皮、膚、有、補、助、而、無、損、害。皆本書第五章所未及。特附述於此。以供學者之研究也。

第八章　餘意

或問。太極拳緣何名太極。

予曰。太極、者、陰、陽、未、分、之、謂、也。動之、則、分、而、爲、陰、陽。靜之、則、合、而、爲、太、極。太極拳從修養方面說。須由。動。處。向。靜。處。

練。是。猶。陰。陽。之。合。而。爲。太。極。也。從技擊方面說。其虛。實。變。化。常蘊。於。內。而不。形。於。外。是猶。太。極。之。陰。陽。未。分。也。故名。太。極。

或問。太極拳於倦時練之。不惟不倦。反能忘倦。其故安在。

予曰。凡人、發、倦。皆緣、體、內、疲、勞、素、留、滯、不、散、所、致。休息有消除疲勞之効。固人人所知也。練太、極、拳、無、須、用、力既不、至、增、加、疲、勞。而其、修、養、之、法。則復、以、氣、體、鬆、靜、爲、主。實與。休。息。同。一。功。用。忘倦。之。効。其在。斯。歟。

或問。盛暑練太極拳。據功深者言。能使遍體涼爽。有是理乎。

予曰。此亦。氣。體。鬆。靜。之。効。耳。蓋氣、體、鬆、靜。則皮、膚、血、管、與、全、身、肌、肉。皆極、舒、展。能使、汗、腺、分、泌。益臻、順、遂。本最、合、於排、洩、體、溫、之、調、節、作、用。而內。部。呼。吸。與。循。環。兩。運。動。又能。藉。丹。田。鼓。盪。之。功。以增。其。傳。導。與。蒸。發。之。力。量。尤爲。生。理。上。所。應。有。之。現。象。故遍。體。有。涼。爽。之。感。也。

或問。太極拳旣以意識爲重。何以功深時往往敵已跌出。而反有不自知者。

予曰。此神。經。反。射。中。樞。之。反。射。作。用。也。如睡中搔痒。見閃光而閉目。及皮膚血管遇冷而自縮等。皆屬、反、射、作、用。蓋知、覺、神、經、所、受、之、刺、戟。不達、大、腦、皮、質。而逕、由、反、射、中。樞。

命、令、運、動、神、經。致生、反、射、作、用、耳。諺云。熟。能。生。巧。其故。即。在。於。此。

或。問。太極拳既主柔。何以行功心解有「運勁如百練鋼」一語。

予曰。百練。鋼。應。作。柔。而。有。彈。性。解。若作。堅。硬。解。則失。之。矣。行功心解尚有「極柔軟然後極堅硬」句。即隱、含、柔、而、有、彈、性、意。可爲。佐。證。也。

或問。拳術由博返約。有五字訣。曰敬緊徑勁切。太極拳亦有訣乎。

予曰。太極。拳。之。要。訣。在一。切。字。切即、恰、當、之、謂。其要、素、有、二一爲時機即不得其時則不擊一爲力點即不得其點亦不擊時與點合而爲一始可謂之恰當能如是則其他四字之義亦盡在其中矣故曰太極拳祇一切字訣耳

或問靜坐功主沉氣習之不慎每易得腸疝等症太極拳亦主沉氣不懼有流弊乎

予曰沉氣當徐徐行之方爲合法若過於努力本非所宜太極拳一切以合於自然爲主原論有「氣宜鼓盪」句卽不許硬壓丹田也能守此意自何至有流弊哉

或問太極拳之動作俱作環形若應敵時亦按環形發勁豈非較直擊爲迂緩耶

予曰。環形。動。作。者。皆化。勁。耳。非發。勁。也。太極拳、以不、先、發、勁、爲、主。遇敵、來、擊。先以、化、勁、化、之。待其、不、穩。從而、擊、之。則用、發、勁。行功心解云「發勁須沉着鬆淨、專主一方。」可見。發。勁。固。未。許。作。環。形。也。

或問。化勁之義。

予曰。不頂、爲、走、勁。不丟、爲、黏、勁。走與。黏。合。而。用。之。則曰。化。勁。走主、退。屬於、陰。黏主、進。屬於、陽。太極拳經「陰陽相濟、方爲懂勁」一句。蓋即。指。化。勁。而。言。也。

或問。敵人重心穩否。何由知之。

予曰。凡人、受、擊。或自、己、發、勁、擊、人。如無、反、力、以、止、其、身、體、之、傾、斜。則重、心、垂、線。必至、越、出、基、點。固定、理、使、然、也。太極。拳。用。走。勁。者。即不。予。敵。以。絲。毫。反。力。而使。之。不。穩。耳。用黏。勁。者。即不。許。敵。由。不。穩。而。復、歸。於。穩。耳。明乎。此。則知。敵。之。重。心。穩。定。與。否。皆我。主。之。豈有。不。瞭。如。指。掌。者。哉。

第九章　附錄

（一）太極拳論

一舉動。周身俱要輕靈。尤須貫串。氣宜鼓盪。神宜內斂。無使有缺陷處。無使有凸凹處。無使有斷續處。其根在腳。發於腿。主宰於腰。形於手指。由腳而腿而腰。總須完整一氣。向前退後。乃得機得勢。有不得機得勢處。身便散亂。其病必於腰腿求之。上下前後左右皆然。凡此皆是意。不在外面。有上卽有下。有前卽有後。有左卽有右。如意要向上。卽寓下意。若將物掀起而加以挫之之意。斯其根自斷。乃壞之速而無疑。虛實宜分清楚。一處自有一處虛實。處處總此一虛實。周身節節貫串。無令絲毫間斷耳。

長拳者。如長江大海。滔滔不絕也。十三勢者。掤攦擠按採挒肘靠。此八卦也。進步退步左顧右盼中定。此五行也。掤攦擠按卽乾坤坎離四正方也。採挒肘靠卽巽震兌艮四斜角也。進退顧盼定。卽金木水火土也。原注云此係武當山張三丰老師遺論欲天下豪傑延年益壽不徒作技藝之末也

（二）太極拳經

山右王宗岳遺著

太極者。無極而生。動靜之機。陰陽之母也。動之則分。靜之則合。無過不及。隨曲就伸。人剛我柔謂之走。我順人背謂之黏。動急則急應。動緩則緩隨。雖變化萬端。而理爲一貫。由着熟而漸悟懂勁。由懂勁而階及神明。然非用力之久。不能豁然貫通焉。虛領頂勁。氣沈丹田。不偏不倚。忽隱忽現。左重則左虛。右重則右虛。仰之則彌高。俯之則彌深。進之則愈長。退之則愈促。一羽不能加。蠅蟲不能落。人不知我。我獨知人。英雄所向無敵。蓋皆由此而及也。斯技旁門甚多。雖勢有區別。概不外乎壯欺弱慢讓快耳。有力打無力。手慢讓手快。是皆先天自然之能。非關學力而有為也。察四兩撥千斤之句。顯非力勝。觀耄耋能禦衆之形。快何能為。立如平準。活如車輪。偏沉則隨。雙重則滯。每見數年純功。不能運化者。率皆自為人制。雙重之病未悟耳。欲避此病。須知陰陽。黏即是走。走即是黏。陰不離陽。陽不離陰。陰陽相濟。方為懂勁。懂勁後。愈練愈精。默識揣摩。漸至從心所欲。本是舍己從人。多悞舍近求遠。所謂差之毫釐謬以千里。學者不可不詳辨焉。

（三）十三勢歌

十三勢勢莫輕視。命意源頭在要隙。變轉虛實須留意。氣遍身區不少滯。靜中觸動動猶靜。因敵變化示神奇。勢勢存心揆用意。得來不覺費功夫。刻刻留心在腰間。腹內鬆淨氣騰然。尾閭中正神貫頂。滿身輕利頂頭懸。仔細留心向推求。屈伸開合聽自由。入門引路須口授。功夫無息法自修。若言體用何爲準。意氣君來骨肉臣。想推用意終何在。益壽延年不老春。歌兮歌兮百四十。字字眞切義無遺。若不向此推求去。枉費功夫貽歎惜。

(四)十三勢行功心解

以心行氣。務令沈着。乃能收斂入骨。以氣運身。務令順遂。乃能便利從心。精神能提得起。則無遲重之處。所謂項頭懸也。意氣須換得靈。乃有圓活之趣。所謂變動虛實也。發勁須沉着鬆淨。專主一方。立身須中正安舒。支撐八面。行氣如九曲珠。無往不利。氣遍身軀之謂運勁如百練鋼。何堅不摧。形如搏兔之鵠。神如捕鼠之貓。靜如山岳。動若江河。蓄勁如開弓。發勁如放箭。曲中求直。蓄而後發。力由脊發。步隨身換。收卽是放。斷而復連。往復須有摺疊。進退須有轉換。極柔軟。然後極堅硬。能呼吸。然後能靈活。氣以直養而無害。勁以曲蓄而有餘。心爲令。氣爲旗。腰爲纛。先求開展。後求緊湊。乃可臻於縝密矣。

又曰。先在心。後在身。腹鬆。氣斂入骨。神舒體靜。刻刻在心。

切記一動無有不動。一靜無有不靜。牽動往來氣貼背。斂入脊骨。內固精神。外示安逸。邁步如貓行。運勁如抽絲。全神意在精神。不在氣。在氣則滯。有氣者無力。無氣者純剛。氣若車輪。腰如車軸。

（五）打手歌

掤攦擠按須認眞。上下相隨人難進。任他巨力來打我。牽動四兩撥千斤。引進落空合卽出。黏連黏隨不丟頂。又曰。彼不動。己不動。彼微動。己先動。勁似鬆非鬆。將展未展。勁斷意不斷。

（六）太極拳式名稱及其次序

太極起式。攬雀尾。單鞭。提手上勢。白鶴亮翅。摟膝拗步。手揮琵琶勢。進步搬攔捶。如封似閉。抱虎歸山。十字手。摟膝拗步。攬雀尾。斜單鞭。肘底看捶。倒輦猴。斜飛勢。提手上勢。白鶴亮翅。摟膝拗步。海底針。扇通背。翻身撇身捶。卸步搬攔捶。上步攬雀尾。單鞭。雲手。左高探馬。右分脚。右高探馬。左分脚。轉身蹬脚。摟膝進步栽捶。翻身撇身捶。上步高探馬。右分脚。退步打虎式。披身踢脚。雙峯貫耳。左分脚。轉身蹬脚。撇身捶。上步搬攔捶。如封似閉。抱虎歸山。十字手。

摟膝拗步、攬雀尾、斜單鞭、野馬分鬃、玉女穿梭。攬雀尾。單鞭。雲手。下勢。金雞獨立。倒輦猴。斜飛勢。提手上勢。白鶴亮翅。摟膝拗步。海底針。扇通背。翻身撇身捶。上步搬攔捶。上步攬雀尾。單鞭。雲手。高探馬。撲面掌。十字擺蓮腿。摟膝指襠捶。上步攬雀尾。單鞭。下勢。上步七星。退步跨虎。轉身撲面掌。轉身擺蓮腳。彎弓射虎。上步高探馬。撲面掌。翻身撇身捶。上步高探馬。上步攬雀尾。單鞭。合太極。

（七）內家張三峯拳法

餘姚黃百家主一著

外家拳至少林已臻絕詣。張三峯既精於少林。復從而翻之。是名內家。得其一二者已足勝少林。王征南先生從學於單思南。而獨得其全。余少不習科舉業。喜事甚。聞先生名。因裹糧至寶幢學焉。先生亦自絕憐其技。授受甚難其人。亦樂得余而傳之。有五不可傳心險者好鬬者狂酒者輕露者骨柔質鈍者居室歙窄。習余於其旁之鐵佛寺。其拳法有應敵打法色名若干。長拳滾斫分心十字擺肘逼門迎風鐵扇異物投先推肘捕陰彎心杵肋舜子投井剪腕點節紅霞貫日烏雲掩月猿猴獻菓綰肘裹靠仙人照掌彎弓大步兌換抱月左右揚鞭鐵門閂柳穿魚滿肚疼連枝箭一提金雙架筆金剛跌雙推窗順牽羊亂抽麻燕抬腮虎抱頭四把腰等法穴法若干。死穴啞穴暈穴咳穴膀胱蝦蟆猿跳曲池鎖解喉頤合谷內關三里等諸穴所禁犯病法若干。懶散遲緩歪斜寒肩老步腆胸直立軟腿脫肘戳拳扭臀曲腰開門捉影雙手齊出而其要則在乎練。練既熟。不必顧盼擬合。信手而應。縱橫前後。悉逢肯綮。其練法有練手者三十五。斫削料磕靠擄遁抹妾敲搖擺撒鐮擸兜搭剪分挑綰衝鉤勒攔兌換括起倒壓發插削鉤練步者十八。躦步後躦步碾步冲步撒步曲步蹋步斂步坐馬步釣馬步連枝步仙人步分身步翻身步追步逼步斜步繞花步而總攝於六路與十段錦之中。有歌訣。其六路歌曰佑神通臂最為高斗門深鎖轉英豪仙人立起朝天勢撒出抱月不相饒揚鞭左右人難及煞鎚衝擄兩翅搖其十段錦曰立起坐山虎勢迴身急步三追架起雙刀斂步滾斫進退三迴分身十字怎三追架刀斫歸營寨紐拳碾步勢如初滾斫退歸原路入步韜在前進斫歸初飛步金雞獨立緊攀弓坐馬四平兩顧瘂顧其詞皆隱略難記。余因各為詮釋之。以備遺忘。注略先生見之笑曰。余以終身之習。往往猶費追憶。子一何簡捷若是乎。雖然、子藝自此不精矣。先生之所注意。獨喜自負。迴絕乎凡技之上者。則有盤斫。拳家唯斫最重斫有四種滾斫柳葉斫十字斫雷斫而先生另有盤滾則能以斫破斫此則先生熟久智生。劃焉心開。而獨創者也。方余之習拳於鐵佛寺也。琉璃慘淡。土木猙獰。余與先生演肄之餘。濁酒數杯。團圞繞步。候山月之方升。聽溪流之嗚咽。先生談古論今。意氣慷慨。因爲余乘及槍刀劍鉞之法曰。拳成。此外不難矣。某某處卽槍法也。某某處卽劍鉞法也。以至卒伍之步伐。陣壘之規模。莫不淋漓傾倒。曰。我無傳人。我將盡授之子。余時鼻端出火。興致方騰。慕睢陽伯紀之爲人。謂天下事必非齷齪拘儒之所任。必其能上馬殺敵。下馬勤王。始不負七尺於世。當是時西南旣靖。東南亦平。四海宴如。此眞挽強二石不若一丁之時。家大人見余斯弛放縱。恐遂流爲年少狹邪之徒。將使學爲科舉之文。而余見家勢飄零。當此之時。技即成而何所用。亦遂自悔其所爲。因降心抑志。一意夫經生業。擔簦負笈。問途於陳子夔獻陳子介眉范子國文萬子季野張子心友等。而諸君適俱亦在甬南。先生入城時。嘗過余齋。談及武藝事。猶爲余諄諄剴切曰。拳不在多。唯在熟。練之純熟。即六路亦用之不窮。其中分陰陽。止十八法。而變出即有四十九。又曰。拳如絞花揎。左右中前後皆到。不可止顧一面。又曰。拳亦由博而歸約。由七十二跌。（即拳滾斫分心十長字等打法名色）三十五拿（即斫刪科磕靠等）以至十八。（即六路中十八法）由十八而十二。（倒換搓挪滚脫牽綰跪坐擒拿）由十二而總歸存心之五字。（敬緊徑勁切）故精於拳者。所記止有數字。余時注意舉業。雖勉強聽受。非復昔日之興會。而先生亦且病貧交纏。心枯容悴而憊矣。今先生之死止七年。吾鄉盜賊亦相蟻合。流離載道。白骨蔽野。此時得一桑懌足以除之。而二三士子。猶伊吾於城門晝閉之中。當事者命一二守望相助等題。以爲平盜之政。士子摭拾一二兵農合一之語。以爲經濟之才。龍門秦士錄曰。使弼在必當有以自見。言念先生竟空槁三尺蒿下。甯不惜哉。嗟乎。先生不可作矣。念當日得先生之學。即豈敢謂遂有關於匡王定霸之略。然而一障一堡。或如范長生樊雅等保護黨閭。自審諒庶幾焉。亦何至播徙海濱。擔簦四顧。望塵起而無遯所。如今日乎。則昔以從學於先生而悔者。今又不覺甚悔夫前之悔矣。先生之術所授者唯余。余既負先生之知。則此術已爲廣陵散矣。余甯忍哉。故特備著其委屑。庶後有好事者。或可因是而得之也。雖然木牛流馬。諸葛書中之尺寸詳矣。三千年以來。能復用之者誰乎。

（八）甯波府志所載張松溪事略

張松溪善搏。師孫十三老。其法自言起於宋之張三峯。三峯爲武當丹士。徽宗召之。道梗不前。夜夢玄帝授之拳法。

厥明以單丁殺賊百餘。遂以絕技名於世。由三峯而後。至嘉靖時。其法遂傳於四明。而松溪爲最著。松溪爲人。恂恂如儒者。遇人恭謹。身若不勝衣。人求其術。輒遜謝避去。時少林僧以拳勇名天下。値倭亂。當事召僧擊倭。有僧七十輩。聞松溪名。至鄞求見。松溪避匿不出。少年慫恿之。試一往。見諸僧方校技酒樓上。忽失笑。僧知其爲松溪也。遂求試。松溪曰。必欲試者。須召里正約。死無所問。許之。松溪袖手坐。一僧跳躍來蹴。松溪稍側身。舉手送之。其僧如飛丸隕空。墮重樓下。幾死。衆僧始駭服。嘗與諸少年入城。諸少年閉之月城中。羅拜曰。今進退無所。幸一試之。松溪不得已。乃使諸少年舉圓石。可數百斤者。累之。謂曰。吾七十老人。無所用試。供諸君一笑可乎。舉左手側而劈之。三石皆分爲兩。其奇如此。

太極拳淺說

中華民國十六年九月初版
中華民國二十年四月再版

定價每本一元批發另議

著者 徐致一

總發行所 太極拳研究社 上海北四川路長春路啓秀坊二十一號

印刷者 文華美術圖書印刷公司

上海寄售處 上海精武體育會 上海北四川路橫浜橋福德里

外埠寄售處 各地精武體育會

新太極拳書

馬永勝　著

文明書局印刷所　民國二十年十月再版

中央國術館審定

新太極拳書

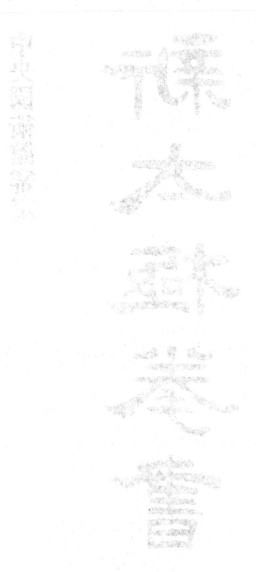

中央國術館張館
長子薑先生提倡
國術嘗謂强種救
國舍是末由此爲
公最近肖影奕奕
丰神同深瞻仰

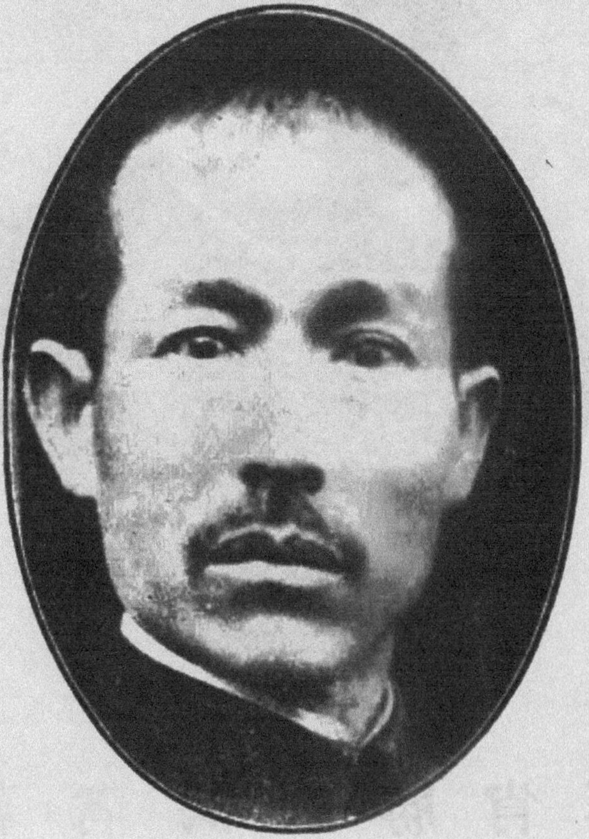

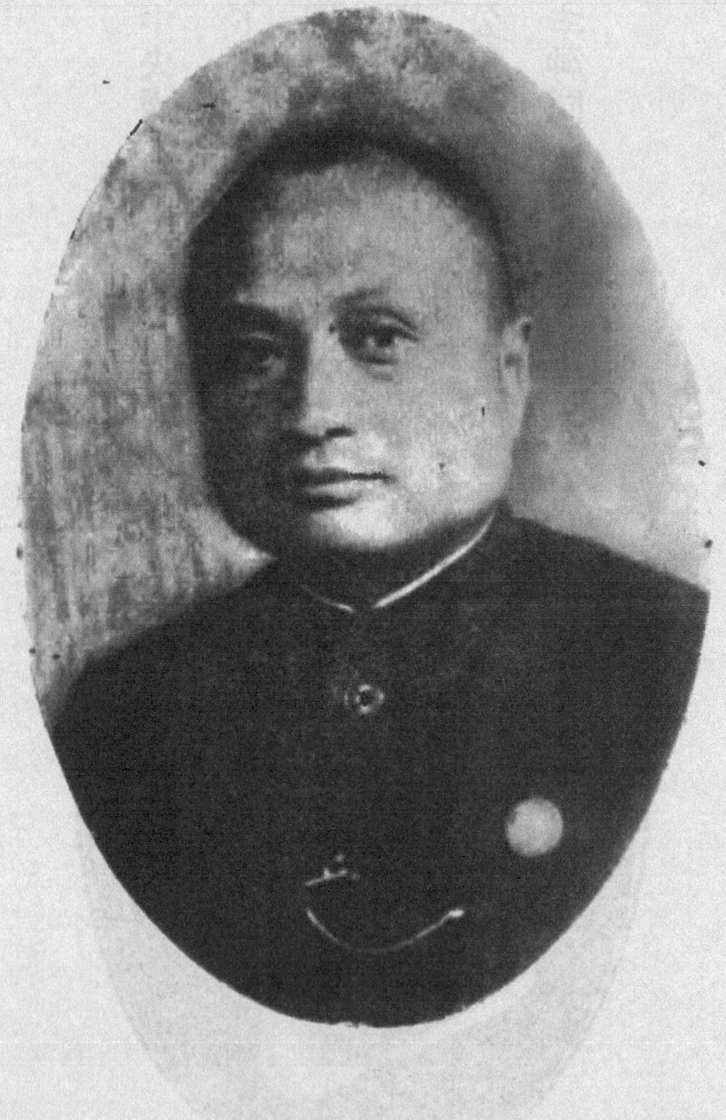

著者馬永勝肖影

新太極拳目次

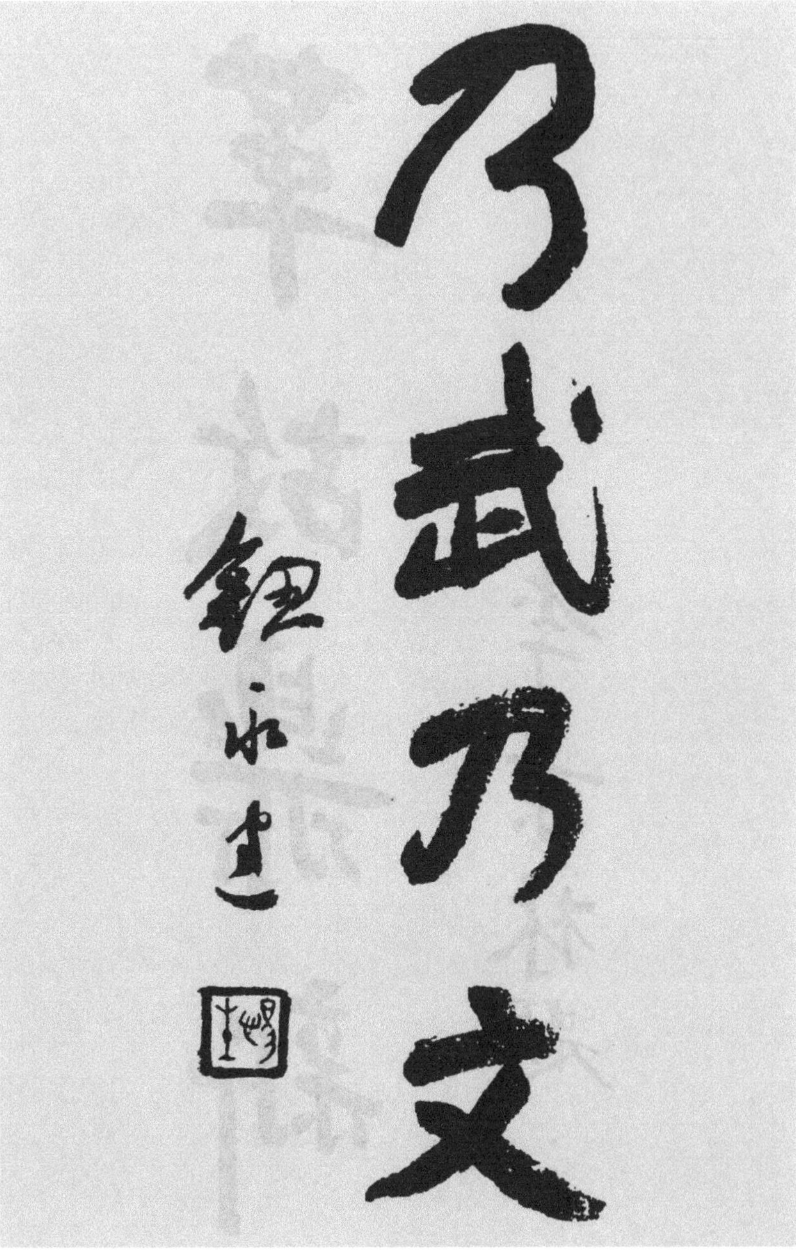
乃武乃文

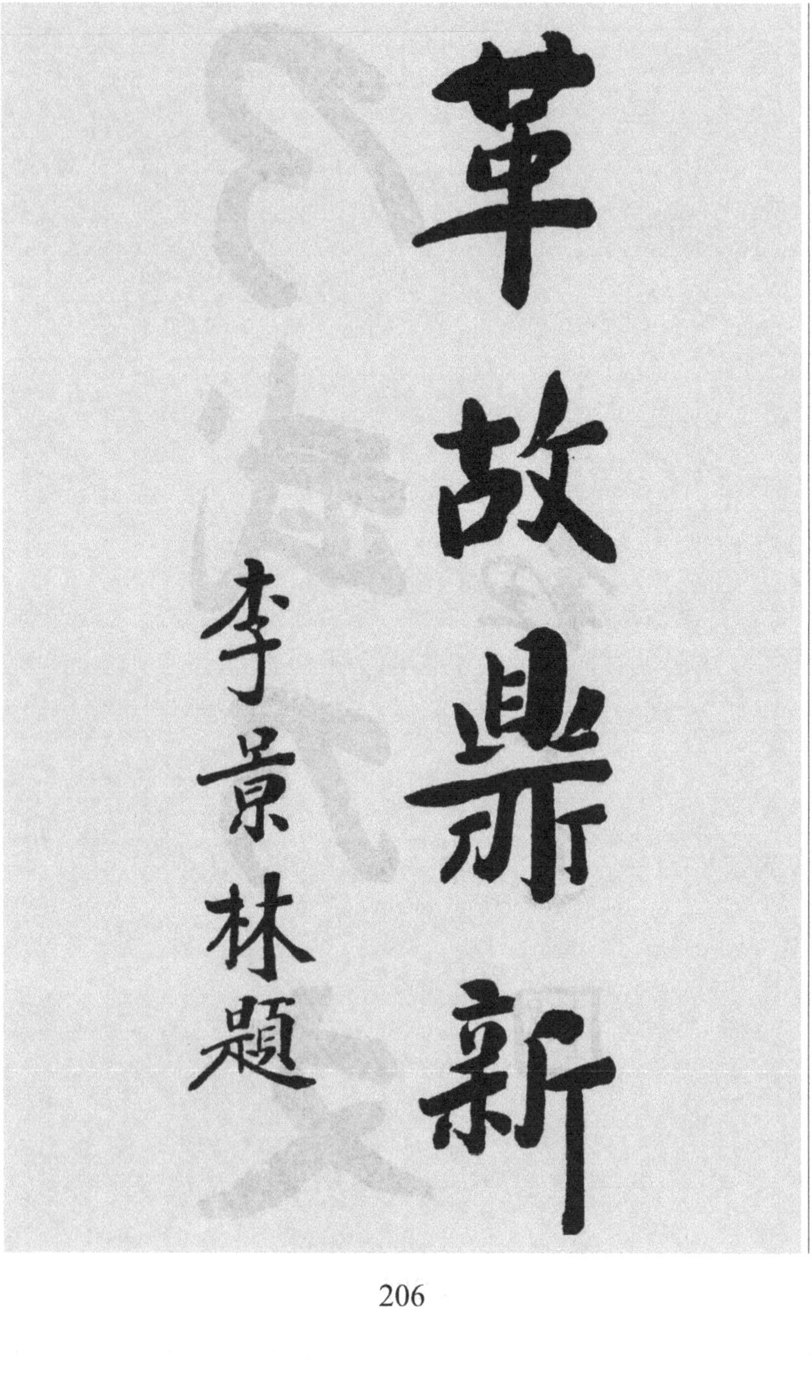
革故鼎新
李景林題

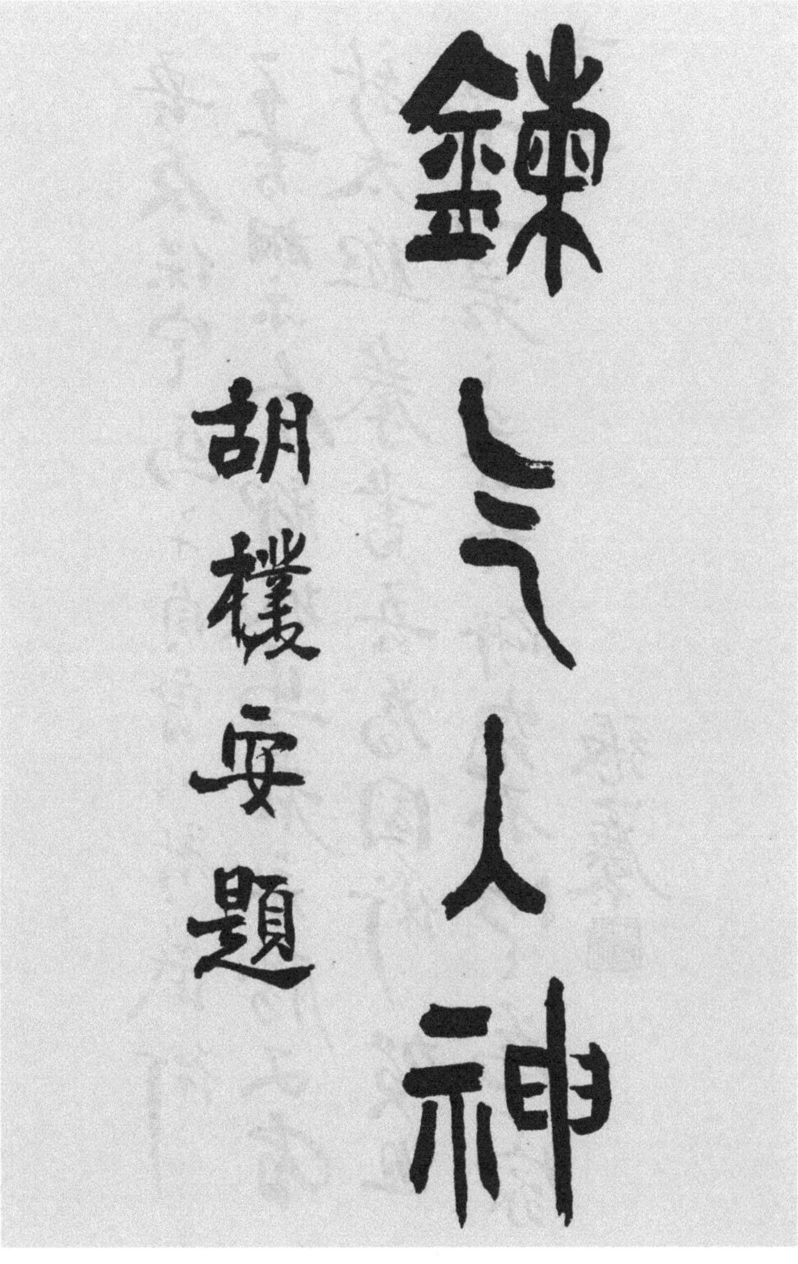
鍊氣入神
胡樸安題

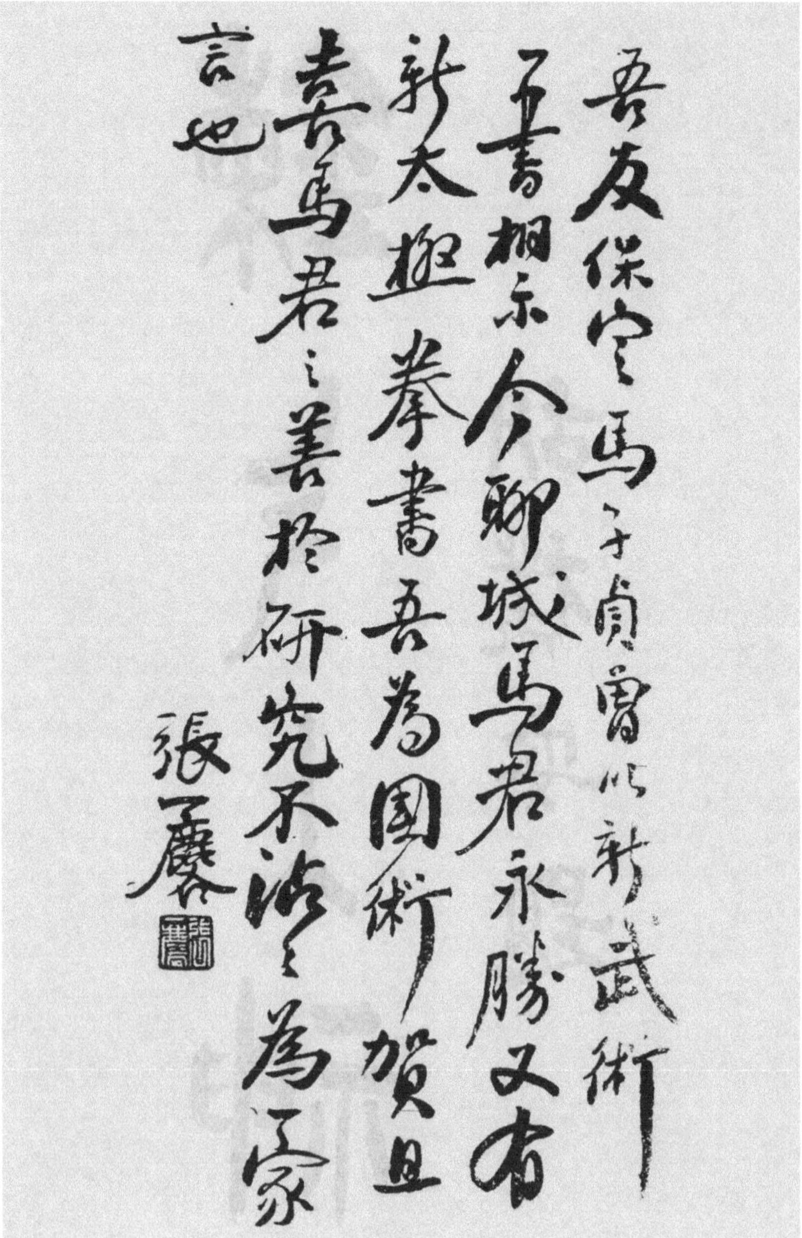
吾友保定馬子貞曾以新武術一書相示今聊城馬君永勝又有新太極拳書吾為國術賀且喜馬君之善於研究不懈之為一家言也

張慶

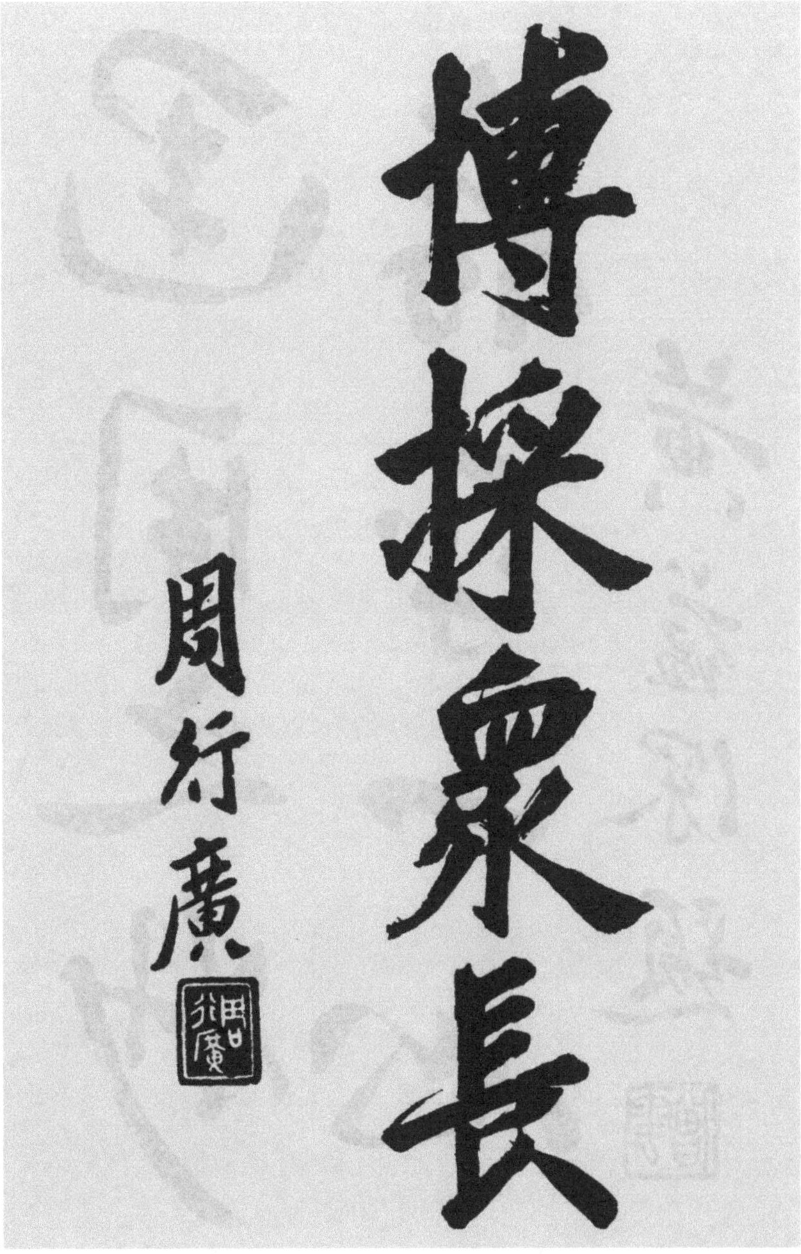
博採眾長
周衍廣

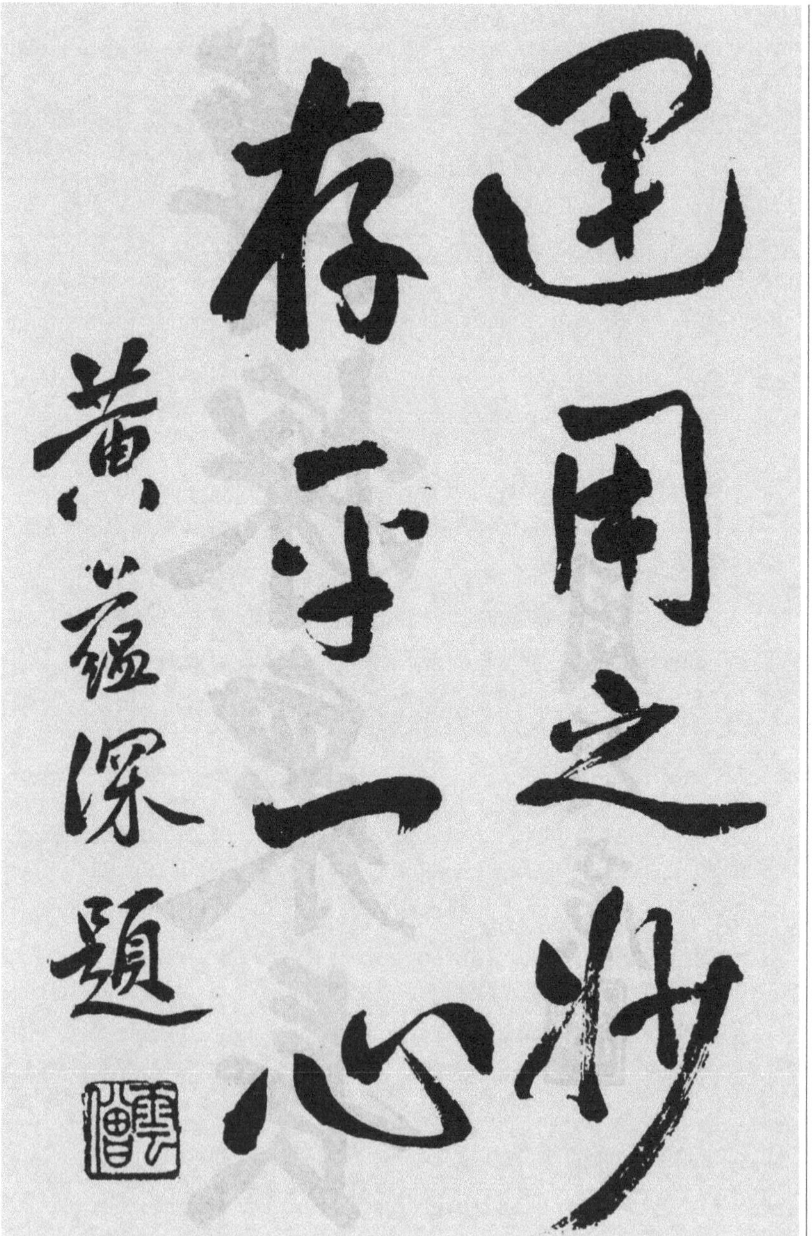
運用之妙
存乎一心
黃蘊深題

新太極拳序

經國之道。曰文與武。文弱之弊。以武救之。國術尚已。慨夫吾民族之積弱日久。思有以振之。經驗所得。深知中國固有國術。足以裨益戰鬥者。既宏且鉅。而關於民族之盛衰。用以自衛生存者。尤爲重大。於是國民政府有中央國術館之設。又以精此道者。嘗囿於門戶之見。示人不廣。特揭其旨。曰、強種救國。化除宗派畛域。成立以來。全國人士。大有風行草偃之勢。各專家先後來館。從事研練者有之。各出心得。著書以行世者有之。山左聊城馬永勝同志。湛心國術有年。於太極拳尤有心得。近又參以諸家之法。輯爲九十六式。名曰新太極拳。具動靜剛柔之體。含陰陽開合之妙。周折。活重式。少委婉多姿。變化敏捷。若驚鴻之戲。水游龍之擊。空令人興致浡然。實開研幾斯術之新紀元。嗚呼國人果從此聞風興起。共相講習。行見國術雲蒸霞蔚。其裨益於吾民族之强盛。更何可量。故樂爲之序。以告世之有志斯道者。

中華民國二十年五月序於中央國術館

張之江

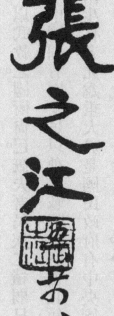

新太極拳圖說序

國家之盛衰。繫乎人民之强弱。人民之强弱。繫乎體格之健全與否。西諺有之曰。有健全之人民。而後有健全之國家。蓋使一國之民。糾糾桓桓。悉屬干城之選。一旦疆場有警。出爲禦侮。加以大無畏之精神。堅拔不撓之意志。喑噁則山岳崩頽。叱咤則風雲變色。以此攻敵。何敵不摧。日本之稱雄。德意志之成霸。何莫非武士道與鐵血之成功。吾國素稱數千年文化之邦。遜清以前。貴文而賤武。降至末造。積重難返。洎乎槍炮盛行。戰爭之利器。在於機械。彈丸著處。血肉橫飛。淺見之士。咸以爲處今之世。雖拔山舉鼎之雄。亦無足用。不知衝突於槍林彈雨之中。棲宿于風欺霜壓之下。非具有健全之體格。其不疾病而死者幾希矣。若夫夜月蒼茫。短兵相接。五步之內。血肉濺搏。雖有利器。亦無所施。非具有健全之體格。安能抵抗。人爲刀俎。吾爲魚肉。又烏足以言殺敵致果哉。至於治一事。成一業。亦必須有健全之體格。始足以勝任而愉快。

雖然。體格非人人生而能健全者也。是不可以不鍛煉。鍛煉之法。惟拳術爲最。吾國拳術。始于達摩。而成於張三豐。遞嬗之際。若隱若現。綦難稽攷。而又有內外家之分。外家競推少林。所謂達摩宗派者是。內家則數武當。以三豐爲巨擘。武當本源于少林。自宋以來。千百年間。兩派流傳。如鐵道雙軌。相輔而並行。顧擅斯道者。類皆山林隱逸之士。草澤屠販之夫。懷抱絕技。深自隱秘。世莫能知。知亦不傳。以致國粹淪亡。良深慨歎。而環顧國勢日衰。人民日弱。風雨飄搖。不遑寧處。强鄰儇伺。視眈眈。欲逐逐。國之不亡。徒以有互相牽制之均勢耳。一旦而均勢失。其能不爲印度朝鮮之續乎。

邇來當道諸公。有鑒於此。大聲疾呼。提倡體育。不遺餘力。自首都有國術館之設。各處人民。風起雲湧。相率而趨於距躍曲踊之道。而拳術乃駸駸然有中興之勢。向之視爲瑰寶。秘不傳人者。皆豁然開朗。揭露無餘。弱者以健。健者以强。若干年後。吾決其必能一洗東亞病夫之恥。而躍於强國之列也。

雖然。拳術之宗派。有少林武當之分。既如上述。其中諸家。又復派別繁歧。學者每苦於無所適從。欲求其人人可習而無偏畸之弊者。莫太極拳。若山左聊城馬君永勝。擅長拳術。於太極拳致力尤深。乃綜合各家之長。冶少林武當於一爐。揚其源而清其流。哺其華而棄其粕。剛柔適度。氣力平匀。身體而力行之。收效頗速。乃名之曰新太極拳。

去年秋。院中同人以研究拳術請。余乃屬馬君以指導之。君卽以新太極拳。分段逐日詔同人練習。凡六閱月始畢。而君以事他往。未克再作湛深之研究。然同人中平日以積弱稱者。今則體魄堅凝。已漸進於健全之域。嘗惜其限于一隅。不能使人人得從君遊爲憾。今春君自首都返。出示其所編之新太極拳圖說。姿勢凡九十六式。其中精義闡發殆盡。學者雖素所未習。覽之。亦明晰無遺。一編相對。如見名師。君且將廣爲刊行。光大而發揚之。使人人可以練習。而齊躋於健全之列。則是圖也。豈特人民之健全。指導國家之盛衰。實利賴之。余故樂爲之序。以介紹于學者。

中華民國二十年五月二日中山林彪序於江蘇高等法院

新太極拳序

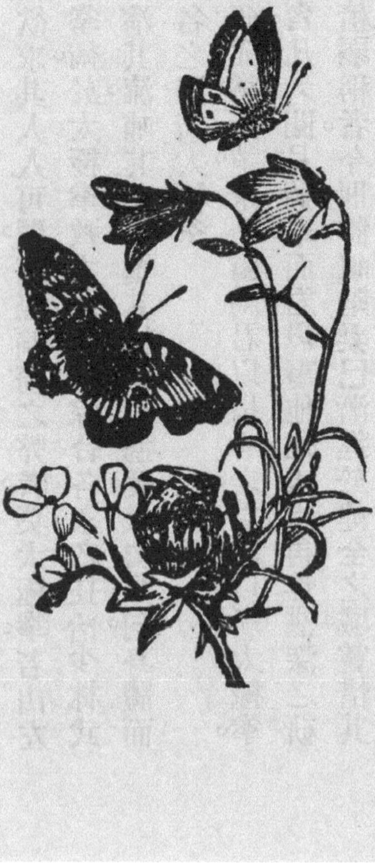

六

序

自鹽山張之江先生。以强種救國之說。呼號於世。曾不數年。而全國人心。已注意鍛鍊國術。實爲最合運動之法。於是孩提之童。青衿之子。皆能知所謂手眼身法步者。足與擊球競走游泳等技同一功效。或且過之。卽號稱血氣既定老成端謹之士。亦深以懦弱恇怯。非立國之道。亦莫不爭習國術。以强其身而用力無多。收效最弘之太極拳。遂爲舉世所推尚。蓋國術種類至不齊。習之既久。皆足强健體魄。惟太極一門。矜平躁釋。寓剛於柔。雖傴僂衰翁。日日爲之。亦能卻病延年。不知老之將至。故國人好之宜也。第太極拳發源於武當。傳至今日。派別亦頗紛岐。一舉手一翹足。卽可指爲某宗某派。受學者每恍惚而不知所從。聊城馬君永勝。寢饋於此。亦已有年。以其所得於師友者。剝膚存液。融會貫通。成爲新太極拳一書。其中分圖刊說。簡要易曉。余受而讀之。復請學其術。馬君乃依圖說演講於庭。若龍之翔。若馬之驤。若虎之伏。若猿之捷。又若鳳鳥之展其翮。燕雀之撲於門。或俛或仰。若斷若續。瞬息之間。爲狀百變。然其動作要皆各家精意所存。無一繁衍重複處。而其推進方法。又按照乾、離、坎、兑、震、巽、艮、坤諸卦爻象。以爲進退翱翔之據。雖藝也而進於道矣。余中年奔走。人事日非。左臂以受寒濕。時復隱隱作痛。初就學於馬君。頗畏其難。習之數月。而臂痛若失。不覺欣喜過望。余然後乃歎衰弱者能使之强。少壯者又當何如。彼鹽山張氏所日日呼號。謂爲强種救國者。意在斯歟。意在斯歟。

中華民國二十年四月鎮江黃乃楨序於中央國術館

新太極拳圖說序

嘗讀秦風小戎駟鐵之詩。於以知秦俗强悍。樂於戰鬭。俱能超乘而過。爲天下之雄。國至若晉之魏犨距躍曲踊。是皆輕身矯捷。未始非拳術之權輿。沿之漢末華陀。以五禽圖傳世。於是分爲內家外家兩派。則武當少林尙焉。雖世間不乏傳人。往往視爲神秘。不能盡法以傳。要之民族之衰。由於風氣之弱。方今列强競尙武功。日本島國耳。提倡柔術劍術。稱雄亞歐。吾國積弱自應急起直追。於是首都有國術館之設。以開風氣之先。乃人類需要有智育德育體育三項。自來精拳術者。取友必端。則德育尙矣。設體育未能健全。則思想亦難以精深。可知智德兩育。俱統於體育。蓋可以忽乎哉。山左聊城馬君永勝。長於拳術。前充技術隊長。頗有所造就。對於太極拳亦有所心得。更參以諸家之法。集其大成。名曰新太極拳。共九十六式。俱攝影爲標識。其姿勢精神躍躍紙上。學者儘可按圖練習。不異師資。吾知是圖之出。可以不脛而馳。其裨益於體育界者。良匪淺尠矣。故樂得而爲之序。

中華民國二十年五月六日雲間鄒競識於吳門

序

夷攷古制。寓兵於農。其民習耕作而嫻狩獵。其士大夫入贊平治。出掌軍衡。悅禮敦詩。不廢射御。文藝武術。固未嘗有歧視也。逌後之操治權者。以不便於民之習武。遂致變本加厲。藏兵有禁。游俠有禁。左文右武。相習已然。舉先民同仇敵愾糾糾尙武之風。寂焉已盡。國魂淪泊。民氣消沉。至矣極矣。革命軍興。我民受三民主義之洗禮。方恍然於積弱之當祛。圖强之有道。而數千年相傳之國術。得再爲士夫所重視。中央創設專館。舉行國攷。以提倡於先。各地有志之士。亦風起雲從。轉相傳習。以蔚爲一時之風尙。猗歟盛哉。雖然。世上任何學術。得有相當價値。而能傳之不敝者。莫不有賴於學子鑽研之精神。與夫名世之著述。相切相磋。以傳以廣。國術亦何莫不然。奈往者師承相授。門戶見深。各以玄秘爲能。卽或述焉而不能詳。亦未始非國術前途之一障也。我友聊城馬君鈺山。粹於斯道。已三十餘年矣。吳中軍警兩界。沐其化而習其敎者。亦實繁有徒。比來同事於吳。見學友王君晳固。從馬君研習斯術。余觀而羨焉。乃以孱弱之軀。妄求請益。君以新太極拳見授。日以一二段。爲律。漸覺於精神形骸兩有裨益。所惜習之至暫。持焉無恒。斯道之精意宏詣。仍苦未能深造耳。今馬君以其所授者。編次而順序之。麗以圖說。著爲新太極拳一書。將付剞劂。蓋亦怵於學術玄秘之弊。若得若失。悉當貢諸世人。而後克見學術本身之價値。且以重拾墜緒。而振壯武之風也。夫書成。索序於余。余未獲以不文辭。謹以年來所躬受者。爰爲世人告。

中華民國二十年六月上海黃曦序

新太極拳自序

余幼患體弱。性無所好。惟喜拳術。年未成丁時。每聞里中有能者。輙造訪請求教授。嘗於讀書之暇。私自練習。有所心得。則爲之暢快莫巳。久之而體乃轉弱爲强。焉而後知人生强健體質之方。莫妙於拳術。今欲强國。必先强身。苟我國民身無不强。則國安有不强者乎。惜者拳家宗派峙立。門分戶別。各執一是。師法不同。傳授自異。短長互相攻詰。往往而然。民紀十七年。中央考試國術。聚海內英俊。共顯身手。而門徑紛歧。遂令學者茫然望洋興歎。莫知所宗。誠我國國術前途之大患也。余不敏。歷三十年來。隨地隨時。競競於斯道。無時或輟。所有少林武當。支分派別。無不問津。以資考證。雖未能盡造其精微。差幸各悉其大意。謹將生平功苦歷練所得。擇其精華。棄其糟粕。會合貫通。俾各宗各派。混合於一。精心窮究。歷數寒暑。編輯成書。因所得於太極成法者較多。爰名曰新太極拳。冀學者得其方鍼。知所趨向。不至失之一偏。走入迷途。書成。中央國術館長張子薑先生見而善之。加以審定。列爲館中必修課程。他如中央及政治各大學。亦歷經採用而教練之。咸稱此拳術。足以鍛鍊體質之强健。較尋常專守一家法。功效速度。誠不可以道里計也。凡此拳術門徑。威重和平。剛柔兼備。無論老幼男女。學之咸宜。或個人練習。或團體教授。莫不適用。凡我國民。其有志於强身以强國者。其以是爲津梁焉。惟余碌碌奔走。暇日無多。倉卒而成。不無舛誤。海內高明。隨時糾正匡其不逮。有不勝欣幸者矣。時維

民國紀元二十年四月山左聊城馬永勝序於姑蘇厲次

新太極拳例言

（一）本書之目的。在普及全民均國術化。以期達到强種救國自衛生存之原則。故爲學者易於練習起見。務求姿勢動作不費氣力。解說求其淺顯。

（二）本書所著動作形式。係著者多年苦心歷練所得。非尋常偏於一家一派之成例圖書可比。

（三）本書所著之動作及姿勢。均按上下五禽圖形運用。上爲鳳、鶴、鷹、燕、雀。下爲龍、虎、獅、馬、猴。其中之法。亦合掤、攦、擠、按、採、挒、肘、靠、進、退、顧、盼、定十三勢。均含動靜剛柔陰陽開合之意義。

（四）本書注重生理衛生與自衛奮鬭二概念。著者相信人類欲圖生存。不外乎衛生與奮鬭的交互作用。所以運用之法。以合乎生理爲體。討論對手折拿以及破法爲用。體用兼備。變化神奇。希望學者對此二概念。特別注意。

（一）本書所有姿勢。大致得之於研究太極拳者爲多。但不能完全拘滯於一。其他何家宗派。有可取處。或爲採入。亦或爲前人所未曾有者。混合而成。望閱者加以批評。

（一）本書所著此拳。分爲四段。第一段自開始起。至第二路三十一式攬雀尾爲止。第二段至第四路五十四式右倒輦猴爲止。第三段至第六路七十式採手沖天炮爲止。第四段至第八路九十六式太極還原爲終。如身體弱者。難能一氣演畢。分合隨意。最便初學。

（一）本書因限於篇幅。及倉卒付印之故。疎忽錯訛。在所不免。尚希時賢予以糾正。

新太極拳八卦方位圖解

余編此新太極拳一書。除依式攝影逐條說明外。並於篇首繪八卦方位圖一幅。該圖計編成九十六式。共分四段每段兩路。合計八路。每路照圖中號碼挨次練習。預備時。身立震位。震屬東方東者動也。震氣主動萬物發生於東。無論何方向地點。均依起首身位爲標準。以太極圖中心爲起點。演成八卦形式。演畢復初式地點。而仍歸於太極中心。此行拳之途徑也。如圖分乾、坎、艮、震、巽、離、坤、兌。始第一路乾起。次離坎兌震巽。終於坤。始於乾。終於坤者。是爲乾天坤地。其坎、艮、震、巽、離、兌六卦之運用。皆包括在天地之中。如天地上下。含陰陽六氣也。惟練此拳時。須平心靜氣。進退循環。綿綿不斷。鬆肩墜肘。氣沉丹田。用意不用力。呼吸調勻。切勿合口閉氣。並忌使用過量之力。各種動作有柔有剛。動靜出於自然。流行不息。如此則能順受天地之正氣。發揚本身之元氣。於練拳之法。得其旨矣。

新太極拳 八卦方位圖解

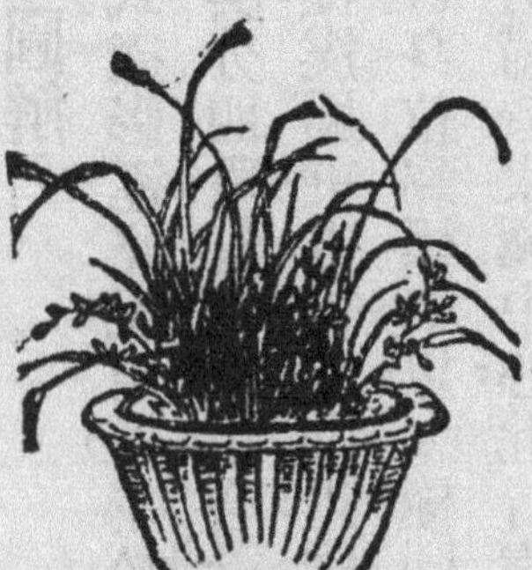

新太極拳目錄

新太極拳 目錄 四

新太極拳歌

太和式架站中原　兩手緩緩勢托天　雙手安定陰陽式
前後分轉防禦堅　雙手閃門存用意　抱虎歸山任自然
平手雲遊攬雀尾　初步推掌向乾天　刁手展開左鞭式
偸步穿掌右單鞭　金獅轉身向後望　上步刁手右掌擶
撈手上步雲托月　海底撈月轉回還　上下攬手提左腿
摟膝拗步左右連　肘底看捶莫用力　揚手退步向左觀
上步撓肘攬雀尾　兩手下分護膝前　雙風貫耳平身起
鳳凰展翅分兩邊　二虎蹬山撩陰掌　雀尾推亮勢連環
翻身下勢海底針　左右通臂式法全　復擺雀尾見精彩
攬手抱捶足當先　轉身合手蹬左足　龍形捕虎爭前川
進步停掌指膛捶　退步平推擺回還　左右雲手活步退
十字丁步落中間　左右撓肘斜飛式　上步正分面前觀

新太極拳歌　二

盤肘平推下勢轉　野馬上槽左右連　引手攻式透心掌
如封似閉虎歸山　退步撐撒倒輦猴　攬手望月左右觀
上步栽捶撩陰打　轉身撇捶手當先　引掌上步明飛脚
探海打掌退坐盤　鷹鷄獨立身穩定　紫燕點水左擺蓮
上步斬胸平盤肘　臥虎翻身穩如山　引手走遊雙蹬膝
落地下採炮冲天　轉身攻打頂心捶　迎面擊掌右擺蓮
進步連環龍採爪　盤肘雀尾斜單鞭　刁掌提腿孔雀步
玉女穿梭左右攔　手揮琵琶坤地轉　白鶴亮翅神靜安
猿猴出洞對胸掌　喜鵲撲門雙手盤　野馬分鬃左右退
玉女穿梭轉回還　上步七星翻捶用　退步挎虎左腿懸
轉身擺蓮雙撞捶　陰陽合手勢還原

新太極拳八方五位圖解

本書新太極共計八路。分爲四段。先從震字起點。始乾終坤。預備式。卽是無極。乃無形無象。混混沌沌。實天然未分之性。無極生太極。用兩手從下由左右向上劃一太極圓圈。兩手尖相對。手心向上。是爲托天式。太極生兩儀。用左右手上下安定是爲陰陽式。兩儀生四象。故是拳分爲四段。四角四個玉女穿梭。卽四肢也。四象生五行。是進、退、顧、盼、定。爲金、木、水、火、土。五方位也。五行生八卦。是拳共有八路。分乾、坎、艮、震、巽、離、坤、兌。四正四斜角。爲掤、攦、擠、按、採、挒、肘、靠。八方位也。此拳演成八卦形式。演畢仍歸太極中心。爲太極還原。

新太極拳八方五位圖

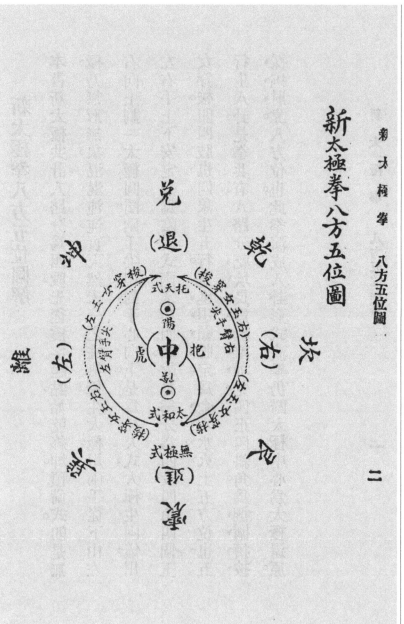

新太極拳解說

預備式。 立正姿勢

(解說)預備時面向正方兩足併立於太極圖邊。離開一步。兩足跟併攏。兩足尖距離約六十度兩臂垂直。手心向內。手尖朝下。平心靜氣。順其自然內思無術。外無所視。無形無象。空空洞洞。以心意爲作用。全身穩定。如無極形式。下連開始動作。

(預備式)

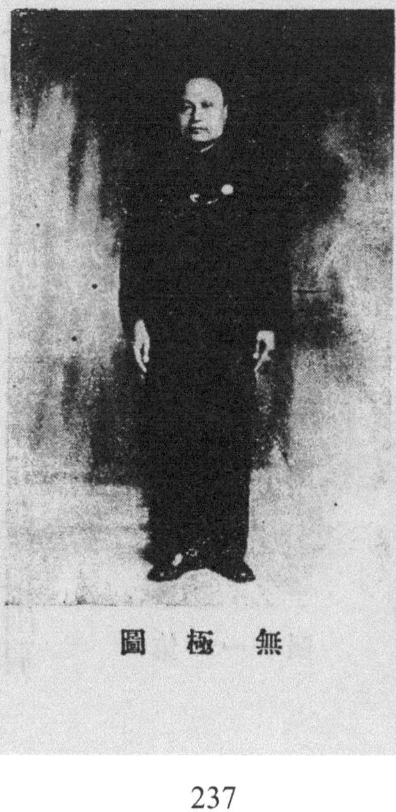

無極圖

第一段 第一式

（解說）開始。左足先動。從預備式起。用意不用力。隨向前邁開一步。落於太極圖邊。兩手同時抬與胸平。右足亦隨向前一步。兩足距離與兩肩相齊。兩手緩緩隨向下落至腰下為止。手尖均向前。手心向下。五指稍為離開。兩肩下鬆。氣沉丹田。不可前俯後仰。目向前平視。下連二式。

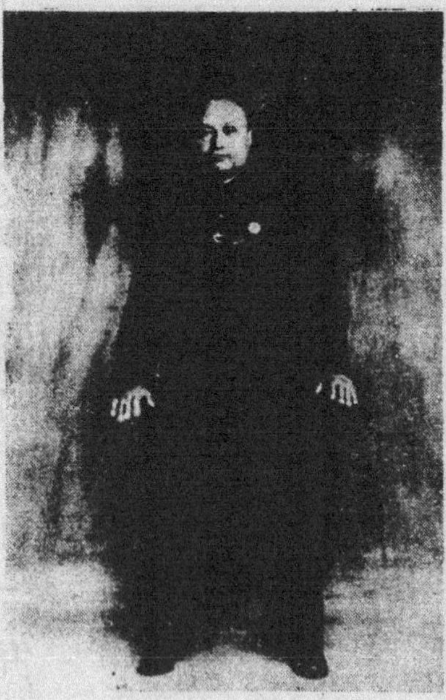

（太和式）

第一圖

（用法）此式運用舒筋活血。順氣養神。氣沉丹田。使練者不致有氣滯之弊。如氣往上提。則與運動不合。

第一段　第二式

(解說)接前式。兩足原地不動。兩手緩緩從左右兩邊。向上抬起。作一太極圓球形式。兩手如托重物。手尖相對。手心向上。稍偏前方。兩手抬時。不可向上提氣。呼吸自然平心。靜氣純爲用意。氣往下沉。全身不要用力。兩肩鬆動。且勿挺胸閉氣。兩足穩定。目向前視。下連三式。

(托天式)

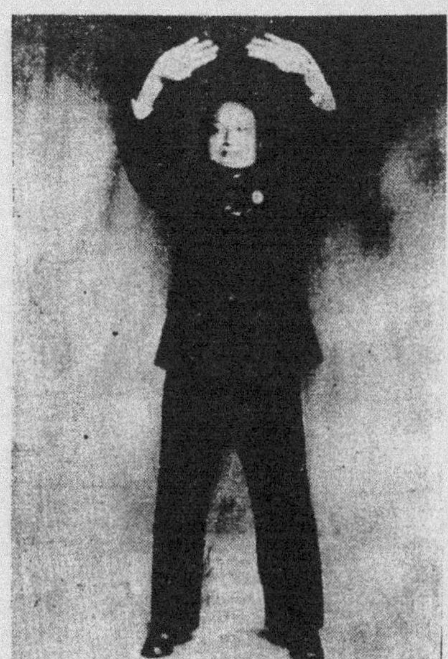

第二圖

(用法)此式運用靜心養氣。舒展胃部。兩手上托。可以寬胸利氣。並且發動兩臂之力。

第一段　第三式

(解說)接前式。兩足原地不動。兩手緩緩從上向兩邊分開。往下劃一圓圈。落於腰下。兩手隨向腹前抬起。右手先抬。左手心向上右手心向下。兩手稍停手心相對。如同抱着圓球。稍偏右邊。身微右擰。稍向下落。兩腿灣曲。重點落於左足。左右兩手如兩儀形。目向前視。下連四式。

(陰陽式)

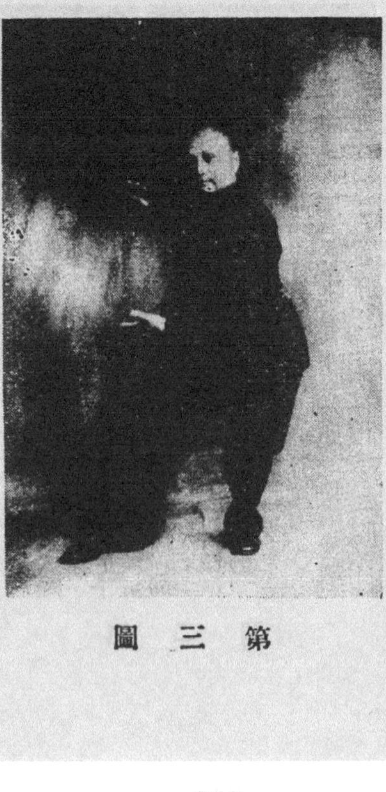

第三圖

(用法)此式運用。兩手上下相抱。發動兩臂柔軟腰。部鬆肩舒胸及增加左腿之力。

第一段 第四式

(解說)接前式。右足不動。兩手前後分開。右手從上面。向背後往下落。目視右手。從下往前抬起。至於胸前。指尖向上。左手亦從下邊向前往上抬起。劃一半月形式。收回胸前。至右手裏邊。附於脈間。一身重點。落於右腿。身向下坐。左足伸出。足跟着地。目向前視。下連五式。

(防禦式)

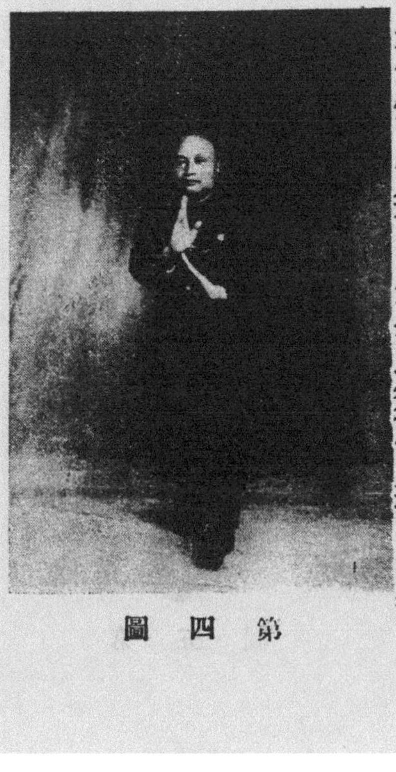

第四圖

(用法)此式運用伸縮兩臂。柔活腰部。寬胸舒氣。兩手停於胸前。以防對方前進。及發動右腿之力。

第一段　第五式

（解說）接前式。兩足原地不動。兩手緩緩向上抬起。手心向前。兩臂隨往左右兩邊分開。劃一圓圈形式。落於下邊左右腿兩傍。五指稍爲離開。手尖向下。大指向前。兩肩下鬆。身向下落。左右足與前式相同。兩手運動。用意不用力。氣往下沉。目向前視。下連六式。

（雙手閃門）

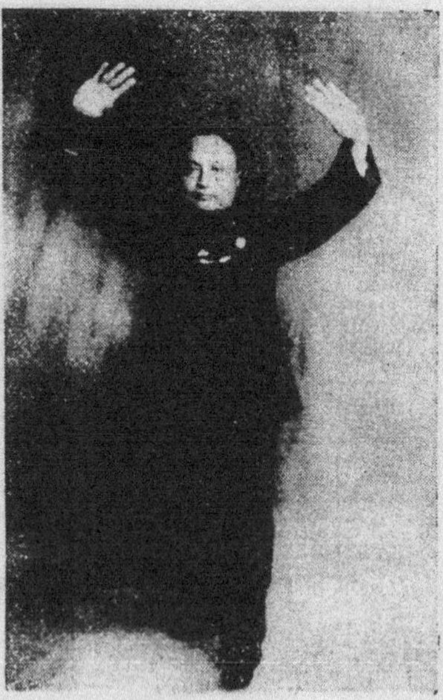

第五圖

（用法）此式運用舒展兩臂寬胸順氣。雙手閃開。是引誘對方來攻。使伊誤入其計。

第一段 第六式

（解說）接前式。兩手從兩邊向上抬平。至於兩乳傍。左足不動。隨用右足向前邁開一步。與左足靠攏。兩手緩緩亦隨向前伸直。如同抱一重球托出一樣。兩手心相對虎口向前。兩腿併齊。稍向下灣曲。身亦同時下垂。兩肩鬆動。氣仍下沉。目向前平視。下連七式。

（抱虎式）

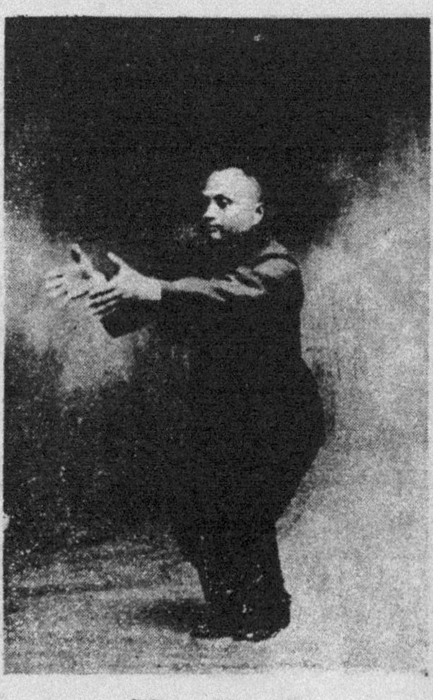

第六圖

（用法）此式運用舒展兩臂之力。使兩手下抱。可將對方兩臂分開。隨向胸部或兩脇下酌進均可。

第一段　第七式

(解說)接前式。兩足原地不動。兩手變爲陰陽。右手心向上。左手心向下。兩肩鬆動。兩肘下墜。左手尖靠於右手脈窩邊。稍離寸餘。兩手緩緩從前向右後。平劃一半圓形式。收回靠於胸前面對右斜方。兩腿灣曲。勿要挺胸。氣仍下沉。目隨手視。下連八式。

(攬雀尾)

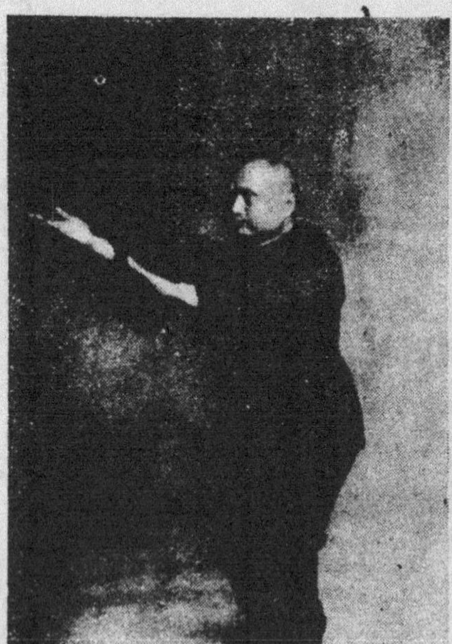

第七圖

(用法)此式運用平手雲遊。爲引進之勢。使對方前來落空之意。或搏其手臂。隨擊其胸部。

第一段　第八式

（解說）接前式。左足原地不動。右手尖向上。先用右足向右前方伸出一步。足跟着地。一身重點。落於左腿。左手仍靠於右手脈窩邊。手掌向前。兩手緩緩隨向右前方平推。推至右腿平齊為度。同時右足尖落地。左腿原地伸直。成為弓箭步。目隨手視。下連九式。

（上步推掌）

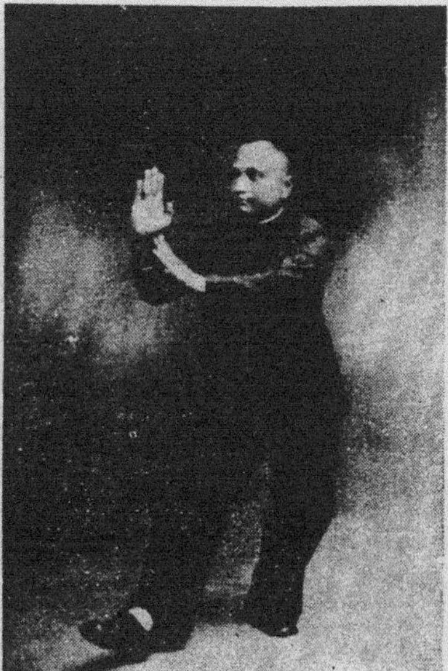

第八圖

（用法）此式運用兩臂與左足之力。至於右掌。隨向對方胸部或脇下。作前進之勢。

第一段　第九式

(解說)接前式。右手作爲刁手。左手翻轉。手心向內。目隨左手。復緩緩向左伸開。手心隨向外轉。手尖向上。兩腿原地作爲騎馬式。兩膝用力。兩足尖相前。且勿挺胸。呼吸出於自然。兩臂稍灣。左手掌向前。右手下刁。左手尖。右手背均與頭頂相平。目視左手。下連十式。

(左單鞭)

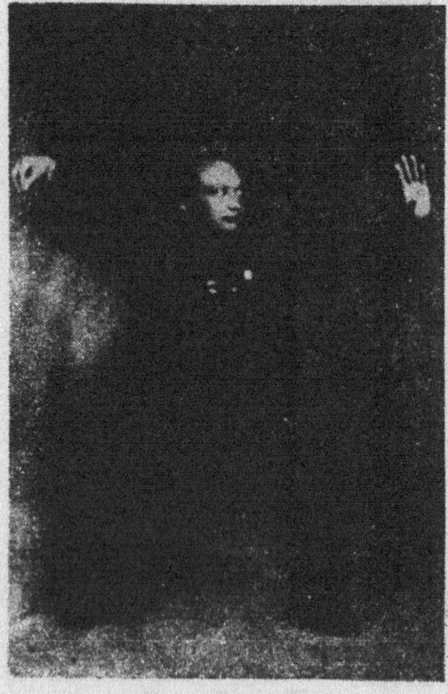

第九圖

(用法)此式運用兩臂與兩腿之力。如遇對方進攻時。隨用左手架開。並推按其胸部均可。

第一段　第十式

（解說）接前式。右足原地不動。左足緩緩退於右足後邊。作爲丁字式。重點落於左足尖。左手疊至腰平。手心向上。右手從耳邊向前伸直。左手從右手背上穿過。作爲刁手。右足隨退後一步。作爲騎馬式。勿要挺胸提氣。右手亦隨向右邊伸開。手心向外。目視右手。下連十一式。

（右單鞭）

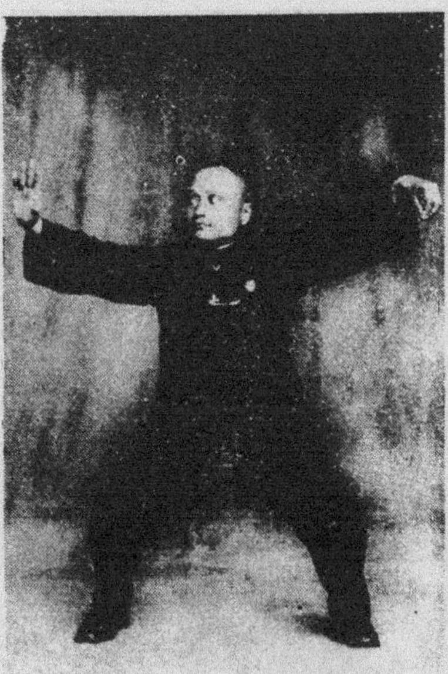

第十圖

（用法）此式運用之力與前相同。惟用右手招架。向敵胸部推按均可。是左右變換而已。

第一段　第十一式

(解說)接前式。兩足仍在原地。右手先向上抬起。身隨手同起。目視右手。右足尖着地。足跟向左移轉。右手從上向右後下落。身亦同時向右轉。左手從下向前往上抬起。兩臂灣圓。前後兩手虎口相對。兩腿灣曲。左膝盤於右膝下邊。左足尖着地。目向後望。下連十二式。

(金獅後望)

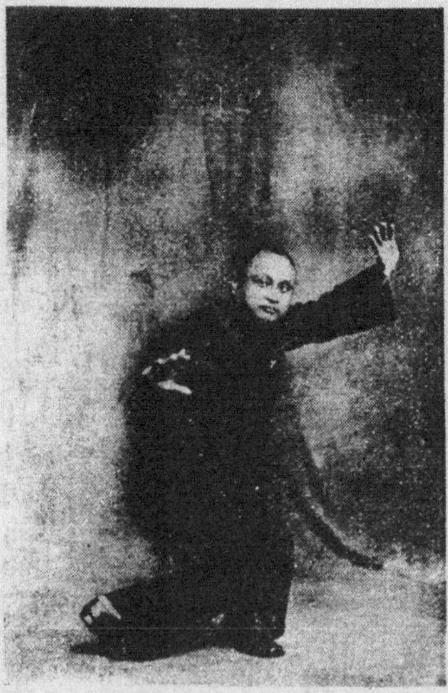

第十一圖

(用法)此式運用寬胸舒氣。柔軟腰部。鬆動兩肩。並可防對方從後攻擊。

第一段 第十二式

（解說）接前式。右足原地不動。身向下伏。左足先向前一步。重點落於右腿。隨用左手向下。往前從左膝下刀過。隨疊至左腰平。手心向上。左足跟移至右邊。右手隨向前打掌。兩腿灣曲。右膝盤於左膝下邊。右足尖着地。重點落於右足。氣仍下沉。目視右手。下連十三式。

（刁手打掌）

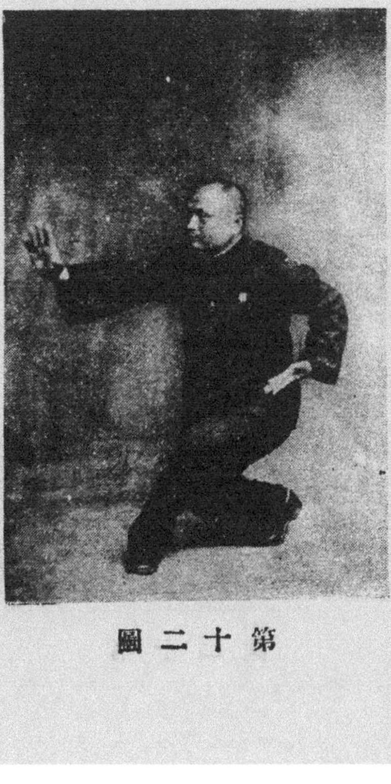

第十二圖

（用法）此式運用對方或用拳足來擊時。先用左手將伊之拳或腿。向外刀開。即用右掌乘勢推按均可。

第一段　第十三式

（解說）接前式。先用右手向下。從左邊向後撈。左手隨向後伸直。右手從下。復向上往前伸開。身亦同時抬起。右足隨向前一步。左足亦向前與右足靠攏。身隨立起。右手向下伸開。左手隨向上托。兩臂稍彎。兩手背上下相對。勿聳挺胸提氣。目視前方。下連十四式。

（上步托月）

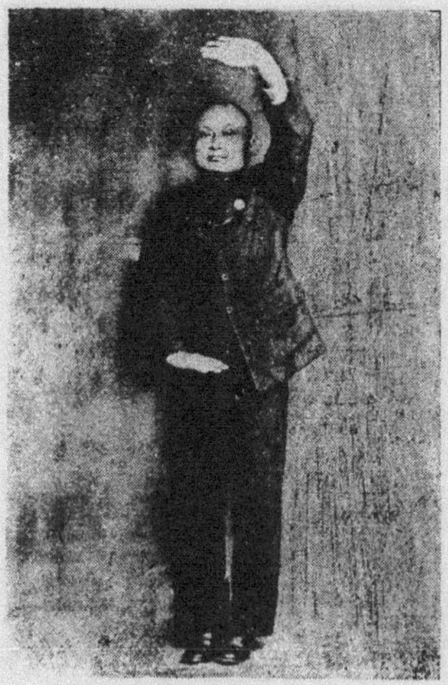

第十三圖

（用法）此式運用兩臂之力。並鬆動兩肩。用以順其呼吸之氣。氣能直入丹田。不致有傷氣之弊。

第一段 第十四式

(解說)摟前式。兩足原地不動。兩膝極力向下灣曲。身隨向下落。左手同時從上向下撈至地平爲度手隨翻轉。手心向上。右手停於胸前。手心向下。與身同時提起兩手心相對。如同抱月在胸前。且勿合口閉氣。呼吸出於自然。兩肩下鬆。目視右手。下連十五式。

(海底撈月)

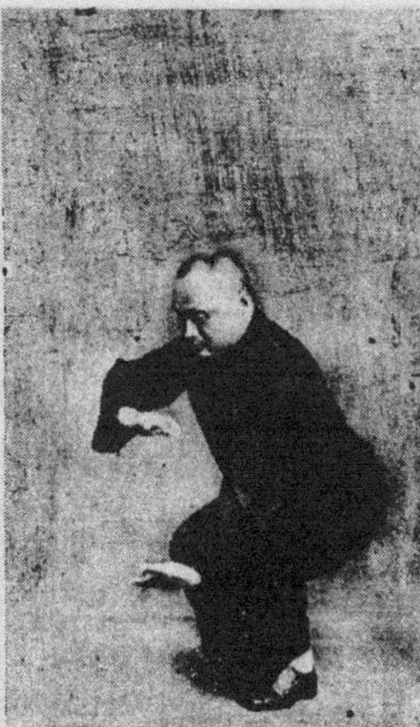

第十四圖

(用法)此式運用兩膝之力。及活潑腰部。舒筋順氣。身向下落。氣能下沉。並防對方進擊之用。

第一段 第十五式

(解說)接前式。兩足原地不動。先用兩手左右攪開。右手從上向右後落。左手從下向上抬起。右手復從後抬起。停於耳後。手心向外。手尖朝上。左手停於右乳傍。手心向後。左腿稍曲。隨向前往上提起。以大腿爲平。右腿下曲。重點落於右腿。目向左視。下連十六式。

(攪手提腿)

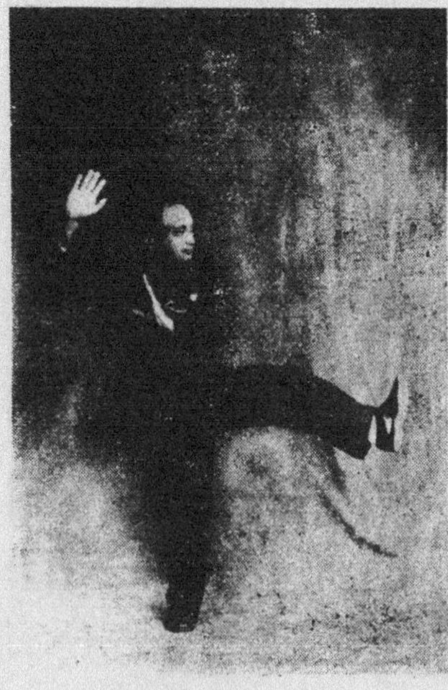

第十五圖

(用法)此式運用兩腿之力。並鬆動兩肩。發展腰部。氣仍下沉。及防備對方來攻之意。

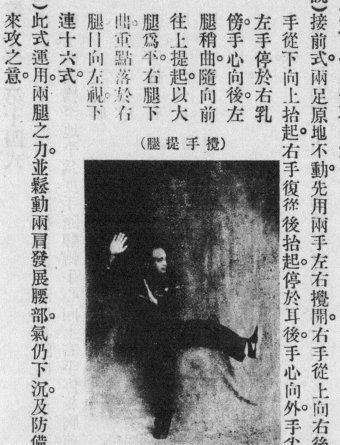

第一段　第十六式

（解說）接前式。右足原地不動。先用左手向前。從左膝下向左邊摟過。左足隨向左前方落地。身亦同時向前。右腿伸直。作爲左弓步式。左肩下鬆。左手叠至左腰傍。手心向下。右手從右後。隨向前緩緩平推。手尖向上。與眉相齊。腰塌着勁。目視右手。下連十七式。

（左摟膝拗步）

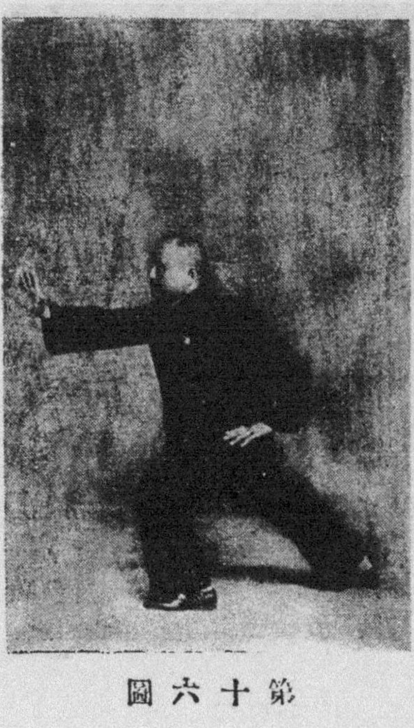

第十六圖

（用法）此式運用。防禦對方或用拳足來擊。即用左手摟開。用右掌向其胸部或脇下酌進。並可發動兩臂與兩足之力。

第一段 第十七式

（解說）接前式。左足原地不動。右手從下向右。收至左乳傍。手心向外。左手亦向後抬起。停於左耳後邊。右腿稍灣。向前抬起。右手隨向右膝下。向右邊摟過。右足。隨向右前方落地。身同時向前。左腿伸直。作爲右弓步式。右手疊至右腰傍。手心向下。左手向前平推。目視左手。下連十八式。

（右摟膝拗步）

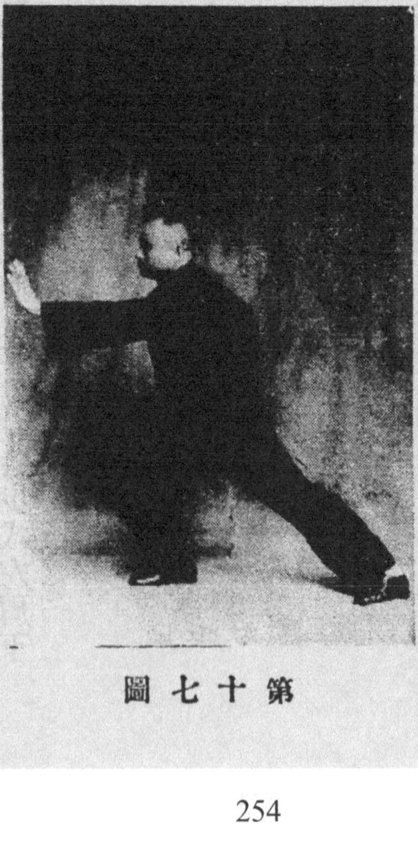

第十七圖

（用法）此式運用與前式相同。不過變換左右手足而已。

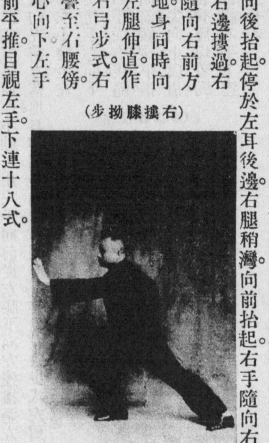

第一段　第十八式

（解說）接前式。左足先向左前方邁開一大步。左膝下曲。右足亦隨向前。與左足靠攏。雙膝併齊。兩腿同時灣曲。右捶隨向前平伸。虎口向上。與肩相平。左臂稍灣。左捶靠於右肘下邊。拳眼緊對右肘。兩肩鬆動。身向下落。意在右捶。氣往下沉。丹田抱勁。目向前平視。下連十九式。

（肘底看捶）

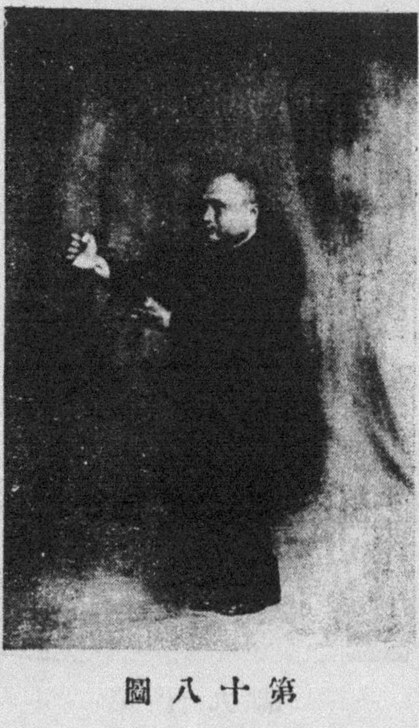

第十八圖

（用法）此式運用左手握拳護於右肘。右捶隨向對方注意用之。並可鬆動兩肩發展兩膝之力。

第一段 第十九式

(解說)接前式。兩拳變掌。先用右手從上向後。往前劃一圓形。左手從下向前伸開。隨收至右乳傍。左足不動。右足退後一大步。作爲後弓式。左手向前伸開。右手從左手上邊。復向後伸開。兩手心向外。右臂稍灣。重點落於右腿上。兩肩下鬆。氣往下沉。目視左手。下連二十式。

(揚手退步)

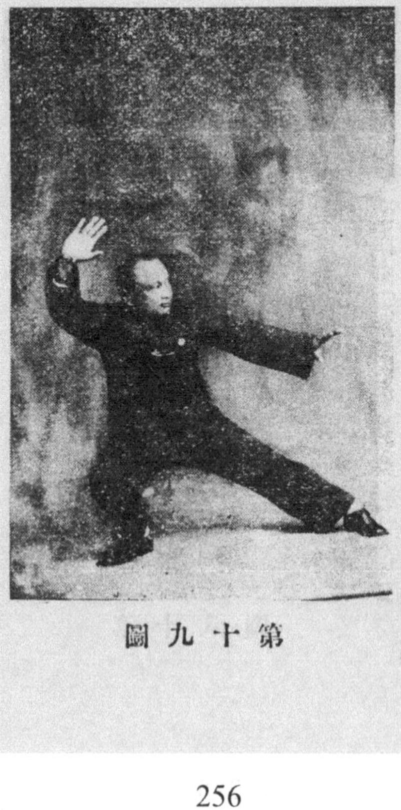

第十九圖

(用法)此式運用。兩臂與兩腿舒展胸部之力。如同張弓之勢。以防對方前進之意。

第一段　第二十式

（解說）接前式。右手從右後下邊向前抄。右足同時向前一大步。左腿伸直。作爲右弓步式。右手從左肘底下抄過。手心向上。左手尖附於右脈邊。手心向下。兩手同時從左向前平劃一圓形。收至胸前。左膝稍曲。隨向前平推。手尖向上。兩腿仍成右弓式。自隨手視。下連二十一式。

（上步攬雀尾）

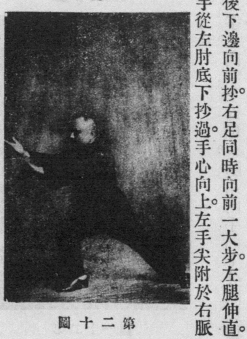

第二十圖

（用法）此式運用引手變化之意。將手擴回。使其落空。隨用兩掌向腹部或胸脇推按。均可並收柔活全身之效。

第一段 第二十一式

（解說）接前式。兩足原地不動。右手先向內翻轉。手心向裏。左手同時與右手停於胸前。兩手相內從膝前向下往左右兩邊分開。兩腿仍成右弓步式。一身重點落於右腿。兩手稍停於兩邊。手尖向下。手心朝後。兩肩下鬆。氣仍下沉。意在兩手。隨時變用。目隨手視。下連二十二式。

（雙手分膝）

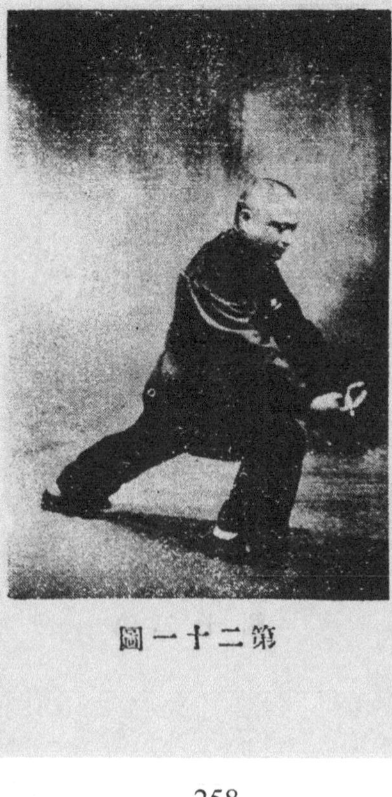

第二十一圖

（用法）此式運用對方或用拳足向我下部擊來。隨用兩手向下分開。以禦之。並可發動全身之力。

第一段 第二十二式

（解說）接前式。右足不動。兩掌從下握拳不停。從左右兩傍向上劃一圓形。與對方兩耳前猛擊。兩臂稍灣。手心向前。虎口向下。兩拳距離約五六寸許。右足原地不動。仍伸直。左足隨向前邁開一大步。作為左弓式。兩肩下鬆。左膝蓋與左足尖相齊。目視兩拳。下連二十三式。

（雙風貫耳）

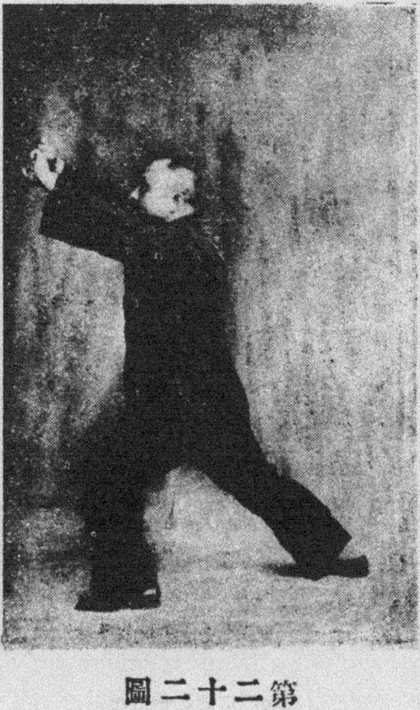

第二十二圖

（用法）此式運用。倘遇對方雙拳擊來。卽將伊手分開。隨向前上部邁進。此處酌宜愼用。可以發展手眼之力。

第一段 第二十三式

(解說)接前式。兩足原地不動。兩拳伸開。兩手從上向左右兩邊緩緩落下。劃一圓形。兩手從下復向胸前交义。左手在內。右手在外。兩手背向對。兩手尖與鼻尖相齊。兩手隨握拳。兩拳復變掌。從上向兩邊展開。兩臂稍灣。且勿挺胸。氣往下沉。仍成左弓式。目視兩手。下連二十四式。

(鳳凰雙展翅)

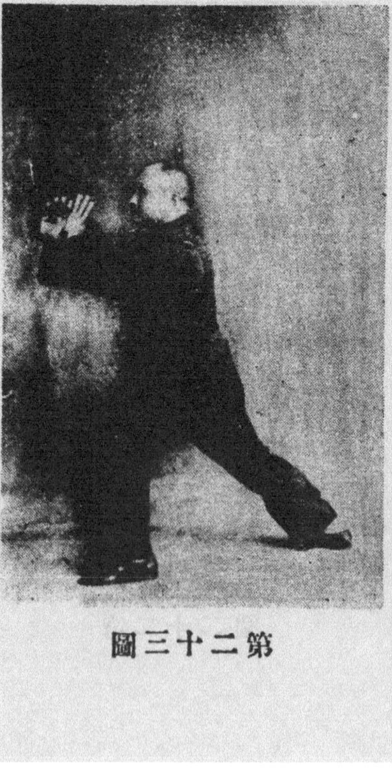

第二十三圖

(用法)此式運用對方由前面用兩手攻入。隨用兩掌。將伊手向外架開。隨即前進。可舒展兩臂之力。

第一段　第二十四式

（解說）接前式。左足原地不動。右足提起。於兩手向左右兩邊分開時。卽向前平蹬。足尖朝上。面對正方。一身重點。落於左足。左腿稍曲。兩肩鬆動。兩臂作一圓形。兩手在左右兩邊稍停。手心向前。含胸墜肘。氣仍下沉。腰塌着勁。兩手尖與眉相齊。目向前平視。下連二十五式。

（二虎蹬山）

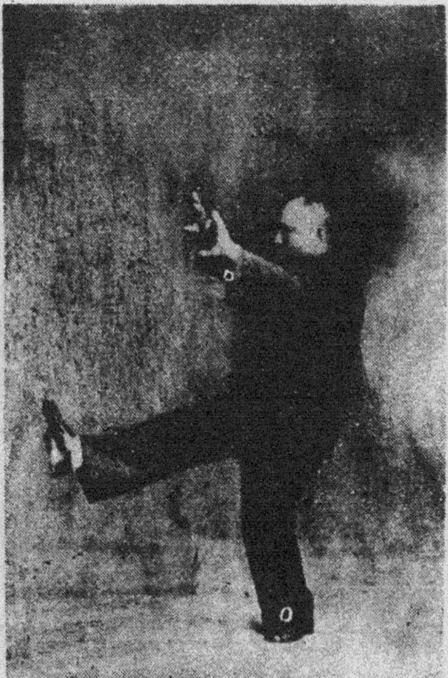

第二十四圖

（用法）此式運用兩手分開之時。使攻者不防。隨用右足乘勢蹬之。並可發動全身之力。

第一段 第二十五式

（解說）接前式。先用右足落於左足前邊。左足提起。右手隨向上伸直。左手向下伸。右足跟稍爲抬起。足尖用力。以腰爲軸。隨向左後轉。左足向前一步落地。作爲左弓式。左手從下向左上架起。手心向前。左臂稍灣。右手同時向前下伸。與小腹平。氣往下沉。目視右手。下連二十六式。

（後轉撩陰）

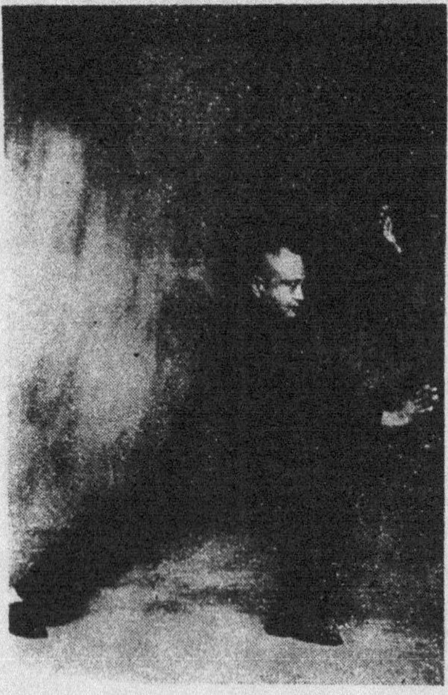

第二十五圖

（用法）此式運用。使左手向下。撥開對方之手或足。卽用右掌向前邁進。並收柔活全身之效。

第一段　第二十六式

(解說)接前式。兩足原地不動。先用左手。從右肘下邊向前盤出。手心向下。左手伸開時。手心向上。右手心朝下。手尖附於左脈間。身隨向後落。右膝極力下曲。兩手收至胸前。從右向左平劃一圓形。身隨手遊動。兩肩鬆開。兩肘下墜。兩手仍收至胸前。目隨手視。下連二十七式。

(盤肘攬雀尾)

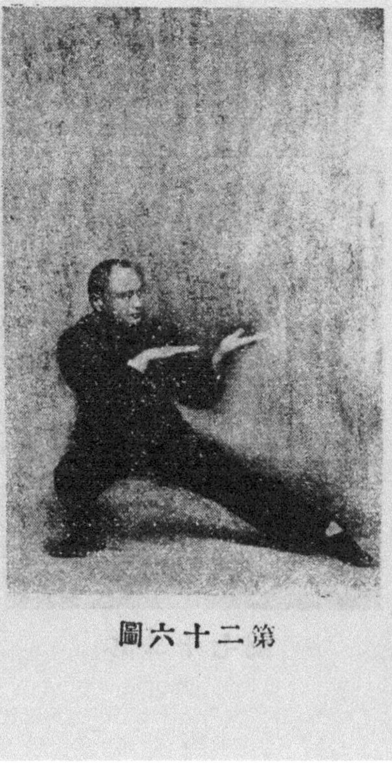

第二十六圖

(用法)此式運用調和胸胃舒展全身之力。柔軟腰部。並引對方前進落空。使其不備。以退爲進。

第一段 第二十七式

（解說）接前式。兩足原地不動。仍用右手尖附於左脈間。兩手尖向上。隨向前緩推。以平為度。同時用兩手併平。手心向下。往後緩收胸前。身向後下落。右腿曲。兩手稍為離開。手尖向上。復往前緩緩平推。氣往下沉。身同時前傾。左腿曲。右腿伸直。作為左弓式。目隨手視。下連二十八式。

（推窗亮格）

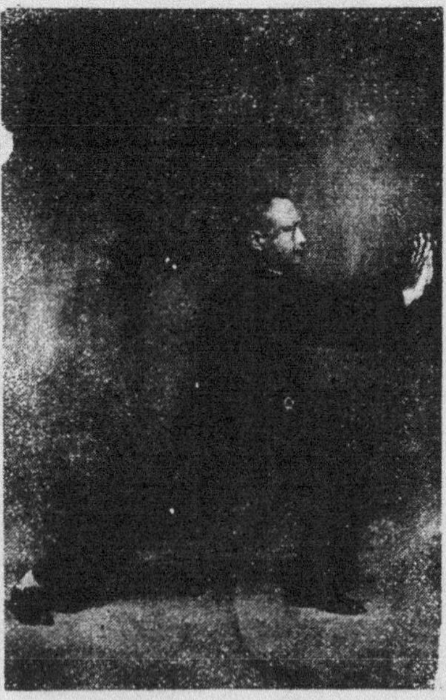

第二十七圖

（用法）此式運用。舒展腰部柔活全身發動兩臂兩足之力。並引其落空。用雙掌向前平推。

第一段　第二十八式

（解說）接前式。先用右手。從上向右後伸開。兩足不動。以腰為軸。右足尖着地。同時與身向右後轉。有柔化之意。左手在後。隨向前落下。停於胸前。右手從前向下。往後復向上往前下劈。手尖指地。兩肩鬆開。重點落於右腿。身向前下伏。兩膝曲。左足尖着地。目視右手。下連二十九式。

（海底針）

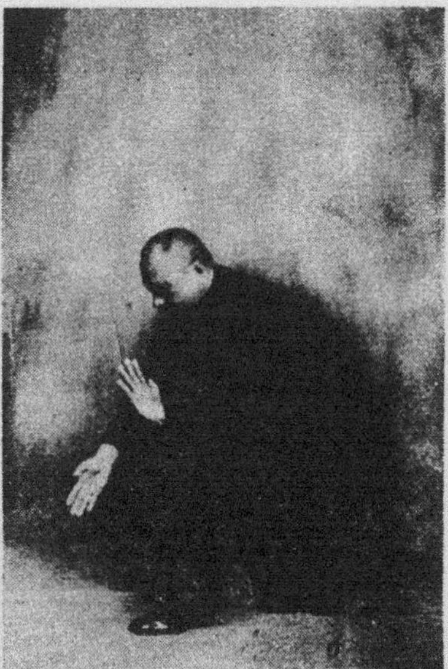

第二十八圖

（用法）此式運用腰脊伸縮。發動全身。倘對方用拳足擊來。隨用左手下按。右手平點。或下擊均可。

第一段 第二十九式

（解說）接前式。兩足原地不動。身稍爲抬起。一身重點。仍在右腿上。右膝極力下曲。左腿稍爲用力。足尖着地。膝亦稍曲。先用右手同時從前向上架起。至於頭頂。臂稍灣曲。手心向外。左手從胸前隨用力緩緩向前平推。手掌向前。身稍偏右。兩肩鬆開。氣往下沉。目視左手。下連三十式。

（左通臂手）

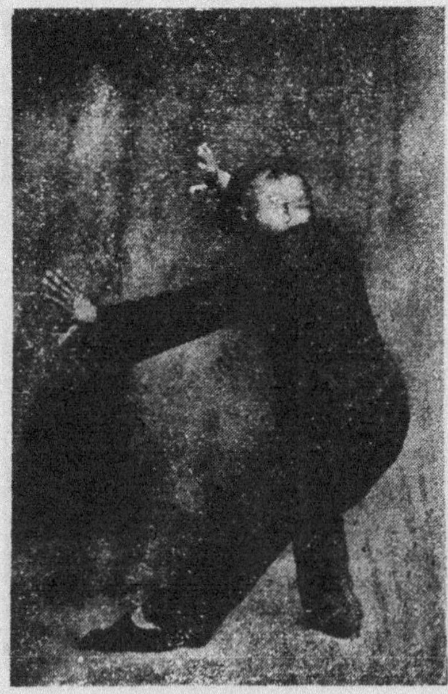

第二十九圖

（用法）此式運用。爲對方從正面進擊時。用右手上架。左掌隨向右脅下。或胸部推按均可。並能舒展全身。發動右膝之力。

第一段　第三十式

（解說）接前式。左足原地不動。右足向前一大步。左腿伸直。作為右弓式。隨用左手從前向上架起。至於頭頂後。手心向外。臂稍灣。右手同時由右肩窩向前緩緩平推。手掌向前。手心偏左右臂與肩平。重點暫落右足。兩肩鬆開。腰塌着勁。右肘與右膝相對。目視右手。下連三十一式。

（右通臂手）

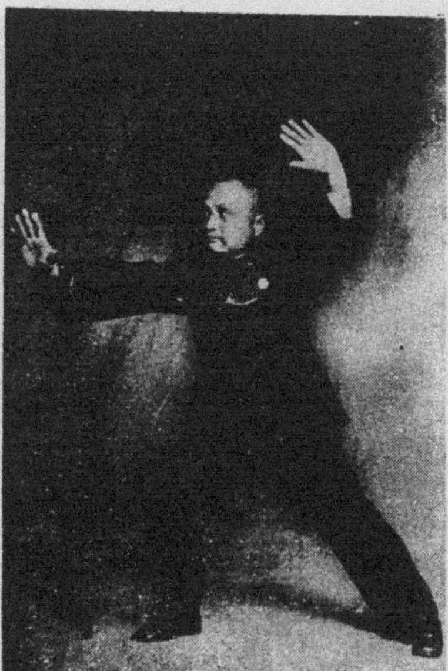

第三十圖

（用法）此式運用。為對方用手上打。隨使左手反刁其手腕。以右手托肘。或平進均可。並能發展全身之力。

第一段 第三十一式

(解說)接前式。兩足原地不動。隨用右手向下。與左手同時向後擺。左手心向上。右手心向下。身隨後落。左膝曲。用兩手向前掤。左手尖附與右脈間。成右弓式。右手心向上。左手心向下。往右平劃一半圓形。收至胸前。手尖向上。身仍後落。復向前緩推。仍成右弓式。目視右手。下連三十二式。

(攬雀尾)

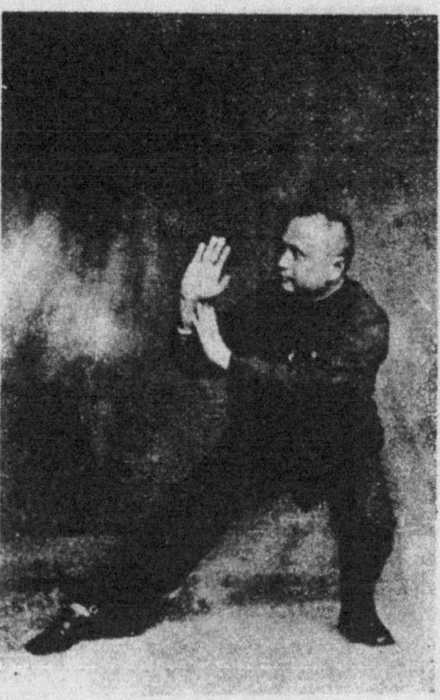

第三十一圖

(用法)此式運用。將兩手擺回向前平雲。為引進落空之計。乘勢平進。或微向上方均可。並能柔活全身之力。

第二段 第三十二式

（解說）接前式。右足不動。用左足偸至右腿後邊。身向下落。隨用左手揷於右臂下。右手從下向左而前劃一圓圈。左手亦隨後從上收至胸前。右手攬至左臂外。兩手交义。隨握拳手背相對。右足向右平蹬。兩手同時向左右分開。右手對右足尖。左手停於左方。目視右手。下連三十三式。

（攬手右蹬脚）

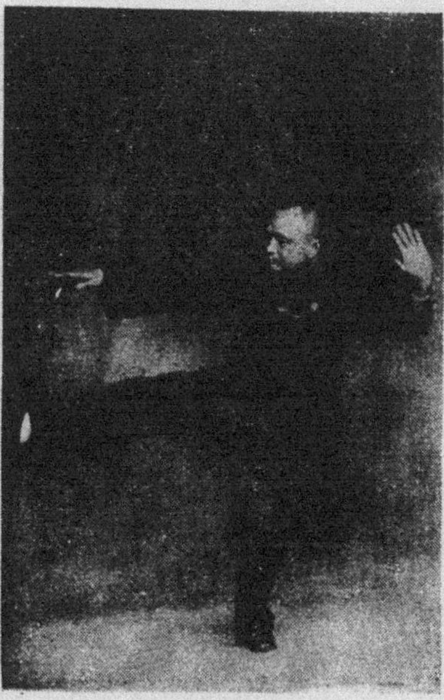

第三十二圖

（用法）此式運用對方從右面進擊時。隨用右手向上引。用右足向脇下蹬之。並鬆動兩肩。發展兩腿之力。

第二段　第三十三式

（解說）接前式。左足原地不動。身向左後轉。左足尖用力。隨磨同時將右足收回落於左足後邊。兩手合在胸前手心相對。手尖朝上。一身重點落於右足。隨用左足向左平蹬。兩手同時向左右分開。左手對左足尖右手停於右方。右腿稍曲兩肩下鬆。目視左手。下連三十四式。

（轉身左蹬脚）

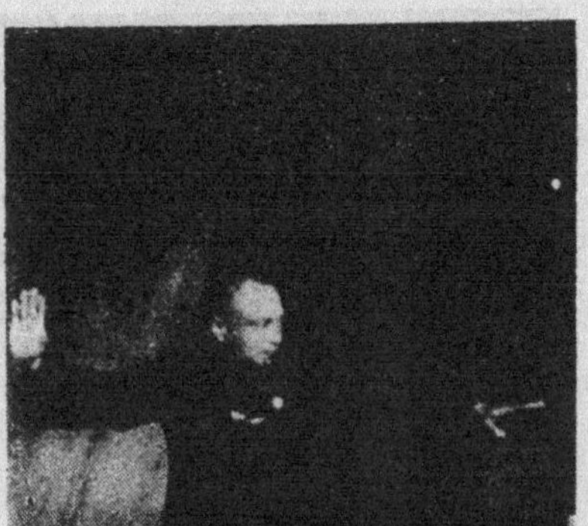

第三十三圖

（用法）此式運用。對方從左前進時。用左手上引。隨用左足向胸脅下蹬之。並可發動全身之力。

第二段　第三十四式

（解說）接前式。右足原地不動。左足落於前方。落地時。足尖偏左。身向下落。右足尖着地。右膝極力下曲。右腿盤於左腿下邊。左手疊至腰平。手心向上。肘向後收。隨用右手從後邊。向上往前下捕。手心向下。五指稍爲離開。含胸拔背。兩肩下鬆。氣往下沉。目視右手。下連三十五式。

（右龍形式）

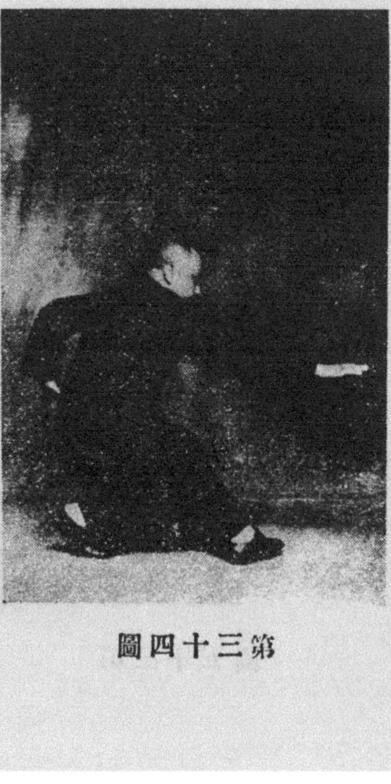

第三十四圖

（用法）此式運用。如對方進擊時。可用左手下撥。使右掌向前中下部酌進。並可發動全身之力。

第二段第　三十五式

（解說）接前式。左足原地不動。先用右手向下收至左肩。復向前翻轉。收回疊至右腰。平手心向上。肘向後收。右足同時向前一步。落地時。足尖偏右。左膝極力下曲。左腿盤於右腿下邊。足尖着地。身向下落。同時用左手向上往前下捕。五指稍爲離開。手心向下。目視左手。下連三十六式。

（左龍形式）

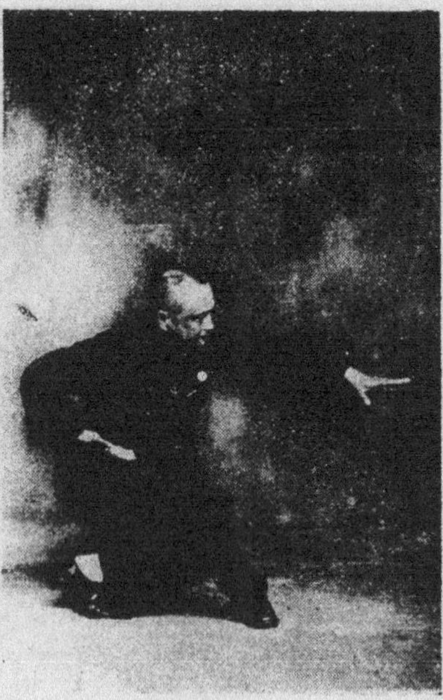

第三十五圖

（用法）此式運用動作。與前相同。惟變換左右手足而已。倘遇對方進擊時。攻守均可。並能發展全身之力。

第二段　第三十六式

(解說)接前式。先用左足向左前方邁開一大步。隨用右足亦向前與左足併攏。身向下落。兩膝併齊。稍向下曲。左手同時停於胸前。左臂稍灣肘向下墜。手尖向上。小指向前。同時用右捶向前平打。虎口向上。與右肩相齊。兩肩下鬆。氣往下沉。含胸援背。目視右拳。下連三十七式。

(上步指膛捶)

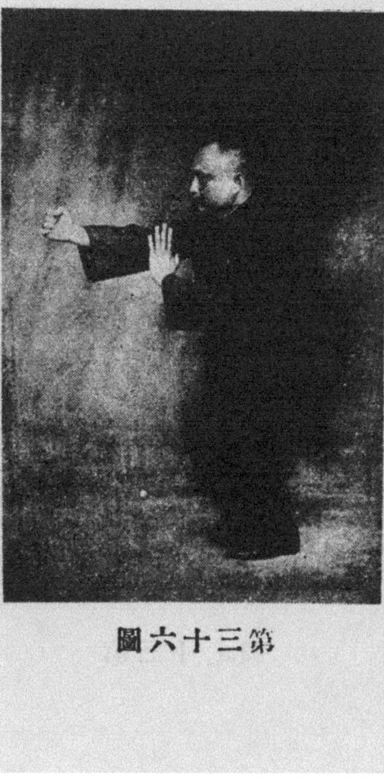

第三十六圖

(用法)此式運用對方用手進擊。即使左手挑開。用右捶乘勢前進。並能發動兩膝之力。

第二段　第三十七式

（解說）接前式。右足原地不動。先用左足退後一大步。身向後落。左膝曲。同時用左手向右肘下。往前盤出。兩手交叉。手心向下。收至胸前。身仍向後落。左膝曲。兩手隨緩緩用力往前平推。手尖向上。兩手心叉向下。收至胸前。復往前平推。手尖向上。成右弓式。目視兩手。下連三十八式。

（用法）此式運用身往後落。引伊前進落空。使其不防。隨用兩掌向前平推。並可柔軟腰部。發展兩臂與兩腿之力。

（盤肘右平推）

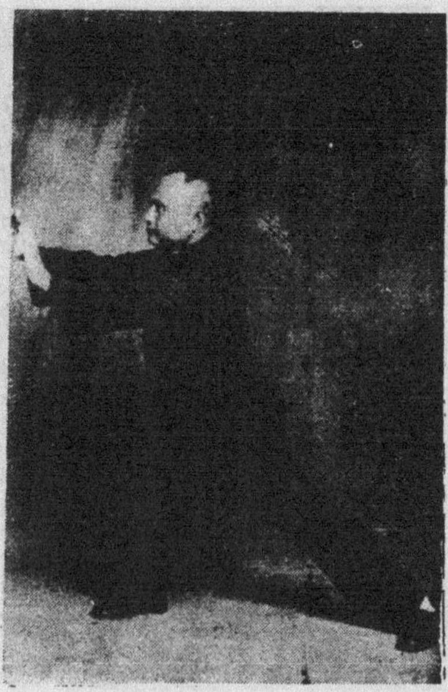

第三十七圖

第二段 第三十八式

(解說)接前式。兩足原地不動。兩手向下往後擺。左手心向上。右手心向下。用力緩緩。從下往後收至左後邊。身向後坐。左腿曲。右腿伸直。隨用右手向前橫推。左手尖附於右脈間。身同時往前緩緩掤擠。右手與肩相平。兩腿仍成右弓式。丹田抱勁。身微前傾。目視右手。下連三十九式。

(擺手還原)

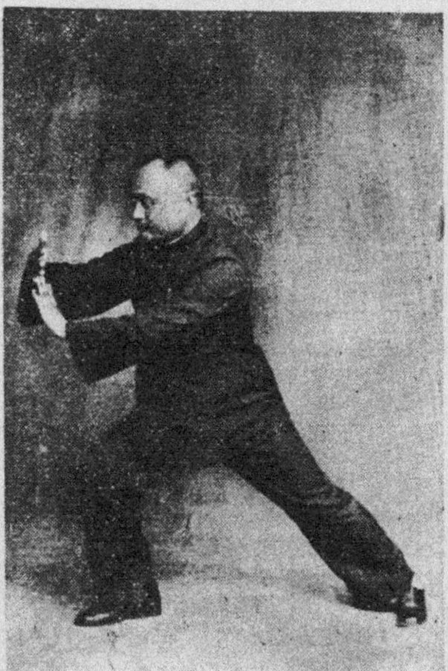

第三十八圖

(用法)此式運用對方用手進擊時。隨用兩手下擺。使其落空。卽向前掤擠均可。並且活潑全身之力。

第二段　第三十九式

（解說）接前式。兩足原地不動。先用左手從上。向左雲開。手心向內。伸開時。手心向外。身同時隨左手向左傾。兩腿成左弓式。隨用右手從下向左雲至左邊。手心向內。即從下向上往右雲開。手心向外。身亦向右傾。兩腿成右弓式。左手在左下邊。手心向下。目視右手。下連四十式。

（左右雲手）

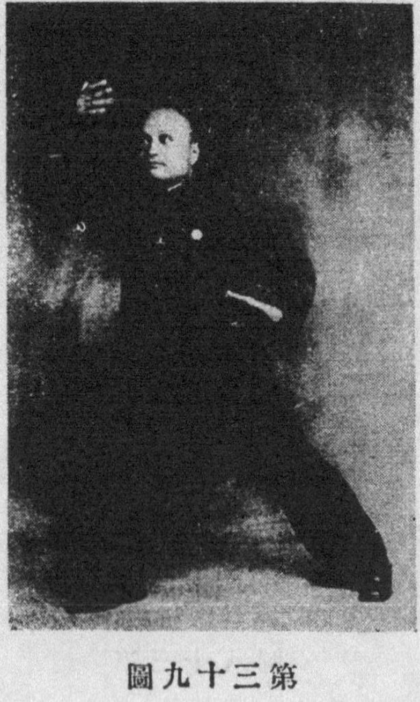

第三十九圖

（用法）此式運用對方從左上擊來。使左手挑開。右手乘勢向下擊之。倘從右上進擊。用右手挑開。左手向下擊之。

第二段　第四十式

(解說)接前式。用左手從下。向右雲至右肩齊。右手向下伸開。隨用左手從上向左雲至左下邊。手心向下。右足同時向左足併攏。兩腿下曲。右手同時從下向左往右上雲。落至右下邊。手心向下。左足向左一大步。左手同時從左下向右。往左上雲開。手心向內。成左弓式。目視前方。下連四十一式。

(活步雲手)

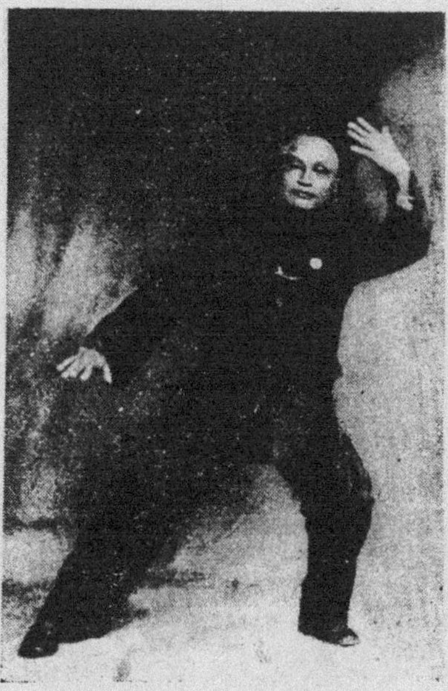

第四十圖

(用法)此式運用對方從側面進擊時。用左手向上翻打。右手亦可下刁。左右手乘勢用之。並且活潑全身之力。

第二段　第四十一式

（解說）接前式。左足原地不動。右足與左足併攏。左手同時向左下伸開。手心向下。右手從下向左雲至左肩齊。手心向內。隨向上往右邊雲。落於右下邊。手心向下。隨用左手從下。向右雲至右肩齊。手心向內。左足同時向左一大步。右足與左足併攏。兩腿下曲。目視左手。下連四十二式。

（活步雲手）

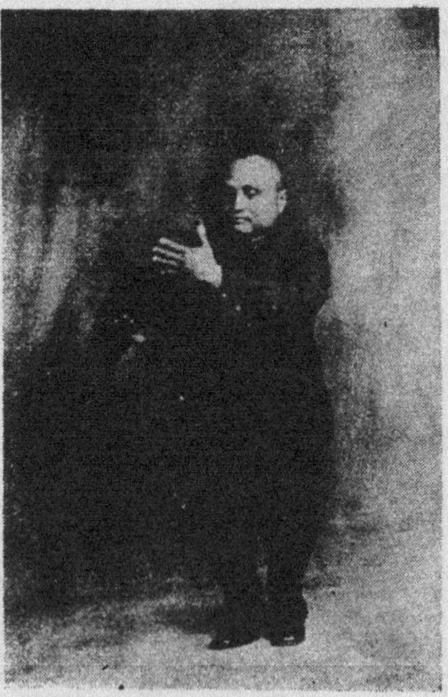

第四十一圖

（用法）此式運用姿勢與前式相同。惟左右手足變換用之均可。且能活潑全身之力。

第二段　第四十二式

（解說）接前式。先用左手從右向左往上雲開。落至左下邊。手心向下。臂稍彎曲。右足不動。左足同時向左邊邁一大步。稍向左弓。兩膝稍曲。右手亦同時從右向下往左雲開。臂隨彎曲。手心向下。雲至左肩相齊。兩肩鬆動。氣往下沉。目向前視。下連四十三式。

（活步雲手）

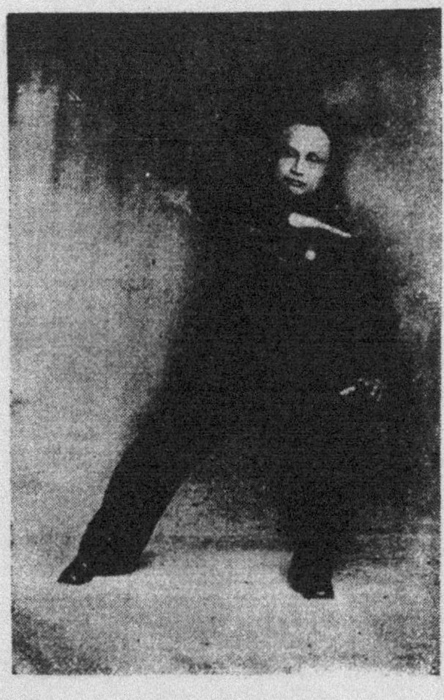

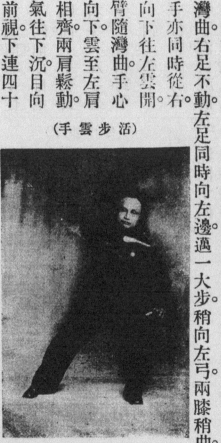

第四十二圖

（用法）此式運用姿勢亦與前同。所異者。亦惟左右手變換用之而已。

第二段 第四十三式

(解說)接前式。左足不動。右足先退後一步。右手同時從上落於右後邊。手心向下。右膝曲。左足尖稍爲落地。作爲丁字式。左手隨向前收回停於胸前。右手從下向前。亦曲至胸前。兩手交义。右手在左手外邊。手背相對。手尖翹上。如十字形。含胸墜肘。氣往下沉。目視前方。下連四十四式。

(丁步十字手)

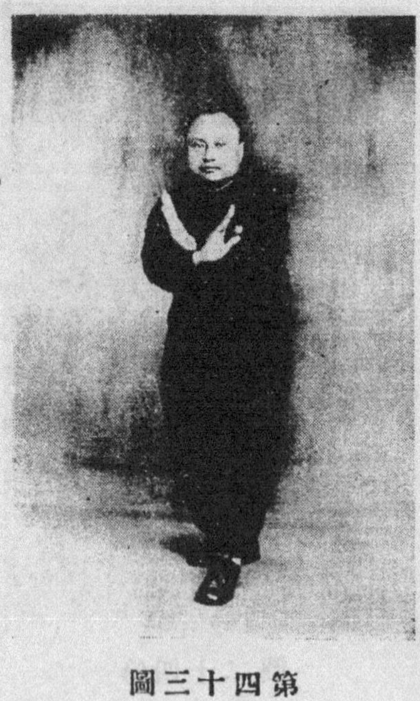

第四十三圖

(用法)此式運用對方從後面擊來。即用右手向其面部翻擊之。並可防止前來進擊。及柔軟腰臂之力。

第二段　第四十四式

（解說）接前式。右足原地不動。先用左足抬起。同時用左手。從右肘下邊超過。手心向上。左足隨向左邁開一大步。左膝極力下曲。作爲左弓式。右腿伸直。左手伸至左上邊。身斜靠左腿。右手隨向右後伸開。兩臂稍灣。兩肩下鬆。兩手心相對。氣仍下沉。目視右手。下連四十五式。

（斜飛左靠）

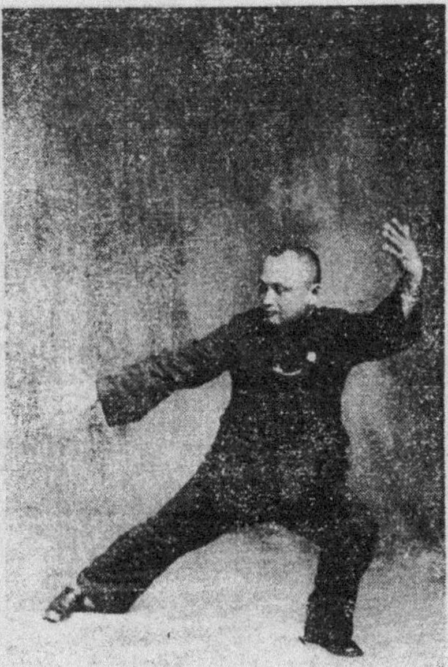

第四十四圖

（用法）此式運用對方從左面前進。即用左腿落於伊腿後邊。身靠彼方。用左臂擠之。並且發動兩臂及兩腿之力。

第二段　第四十五式

（解說）接前式。左足原地不動。先用右足抬起。同時用右手從左肘下邊超過。手心向上。右足同時向右邁開一大步。右膝極力下曲。作爲右弓式。左腿伸直。右手伸至右上邊。身斜靠右腿。左手隨向左後伸。開。兩臂稍灣。兩肩下墜。兩手心相對。氣仍下沉。目視左手。下連四十六式。

（斜飛右靠）

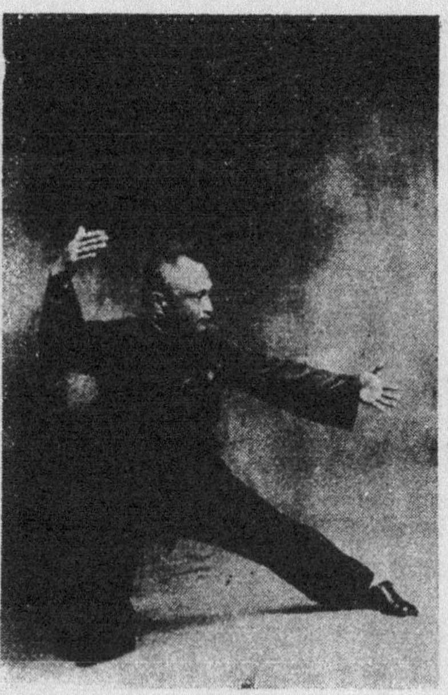

第四十五圖

（用法）此式運用對方從右面前進。隨用右腿落於身後。即靠其身。用右臂擠之。並舒展全身之力。

第二段　第四十六式

（解說）接前式。右足原地不動。先用左足抬起。同時用左手從右肘下邊超過。手心向上。左足同時向前邁開一大步。左膝下曲。作爲左弓式。右腿伸直。左手伸至正前面。手心向內。身亦同時前傾。右手隨向後伸開。手心向下。兩臂稍灣。兩肩鬆開。目視左手。下連四十七式。

（正分式）

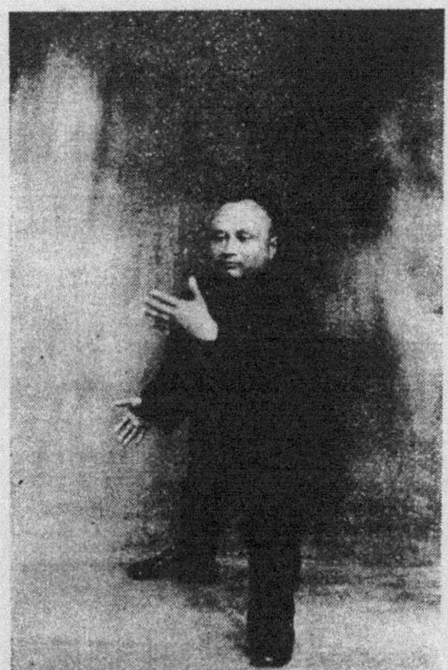

第四十六圖

（用法）此式運用對方從正面進擊時。使左腿落至後邊。隨靠其身。用左臂擠之。並發動全身之力。

第二段　第四十七式

(解說)接前式。兩足不動。先用右手向前從左臂上邊盤過。左手同時從右肘下盤出。手心向下。兩手收至胸前。手尖向上。右腿後曲。兩手隨向前平推。兩腿作爲左弓式。兩手復往後收。手心向下。收至胸前。手尖向上。右腿後曲。兩手復往前平推。仍成左弓式。目隨手視。下連四十八式。

(盤肘左平推)

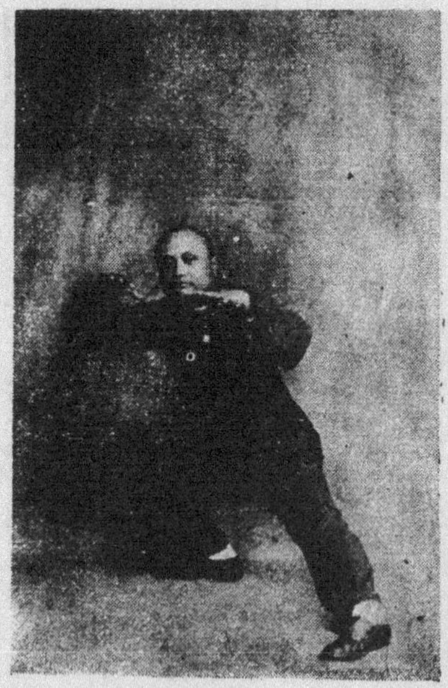

第四十七圖

(用法)此式運用。對方或左右掌進擊。用兩手撥開。身隨後落。引敵前進。再用兩掌向前平推。

第二段 第四十八式

(解說)接前式。兩足原地不動。兩手順直。右手翻轉。手心向上。左手心向下。右手尖靠於左脈後邊。緩緩用力從下往後收至右後邊。右膝極力下曲。成爲右後弓式。左腿伸直。隨用左手向前橫推。右手附於左手內。兩腿同時往前。作爲左弓式。兩臂稍灣。

(擺手還原)

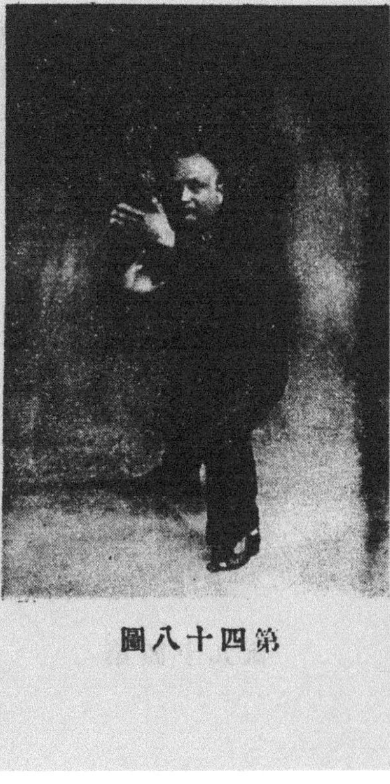

第四十八圖

目視左手。下連四十九式。

(用法)此式運用對方使手進擊胸部。用兩手下擺。使其身向前伏。隨向前掤擠均可。並能柔軟腰部。發展兩臂之力。

第二段　第四十九式

(解說)接前式。兩足原地不動。先用右手從上向後繞開。仍成右弓式。隨從下向前引手。左手在內。右手停於胸前。身同時立起。手尖向上。隨用左手從下。向右手外邊繞過。作爲刁手上提。兩手尖上下相對。右腿同時向前平抬。右肘下墜。右足尖向下垂點落於左腿。目向前視。下連五十式。

(右高探馬)

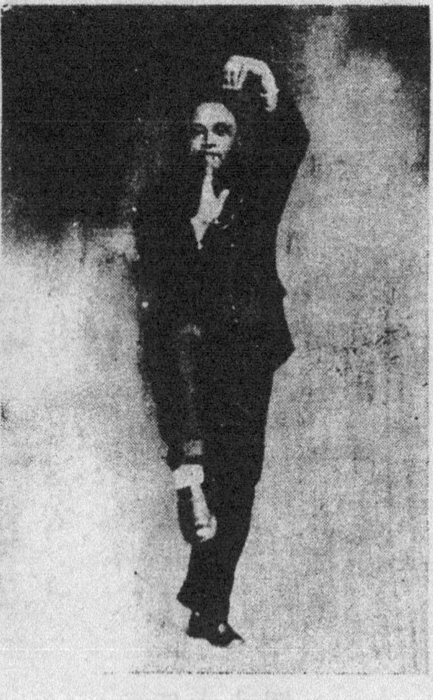

第四十九圖

(用法)此式運用對方以手進擊。用右手撥開。左手上引。隨用右膝上抬。向其下部等處進攻。此動愼用之。

第二段　第五十式

（解說）接前式。先用右足向前半步。落地時。隨用右手從下。向左臂外邊繞過作為刁手。隨向上提起。過於頭頂。左手隨落下。停於胸前。手尖向上。兩手尖上下相對。左腿同時即向前平抬。足尖向下。左肘下墜。兩肩鬆開。氣往下沉。一身重點。落於右腿。目向前平視。下連五十一式。

（左高探馬）

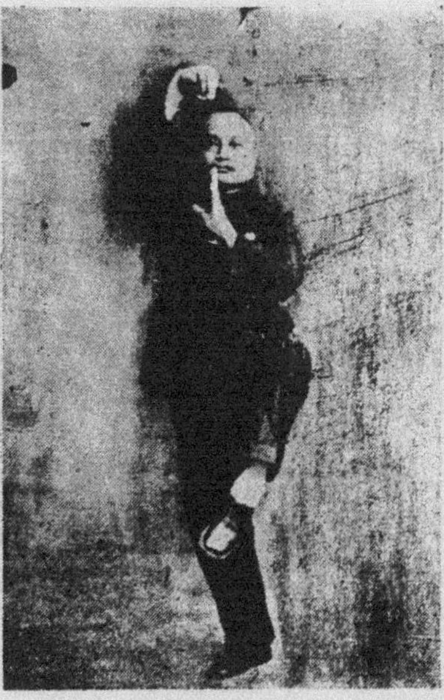

第五十圖

（用法）此式運用與前勢相同。惟左右手足變換用之。並且柔活。兩臂發動右腿之力。

第二段　第五十一式

（解說）接前式。右足原地不動。左足隨向前。邁開一大步。作爲左弓式。隨用左手向前往上架起。停於頭頂上邊。臂稍灣曲。手心向前。同時用右手收至右肩上。用力緩緩向前平伸。與右肩相平。手心向下。手尖向前。兩肩鬆開。氣仍下沉。意在右手。目向前平視。下連五十二式。

（透心掌）

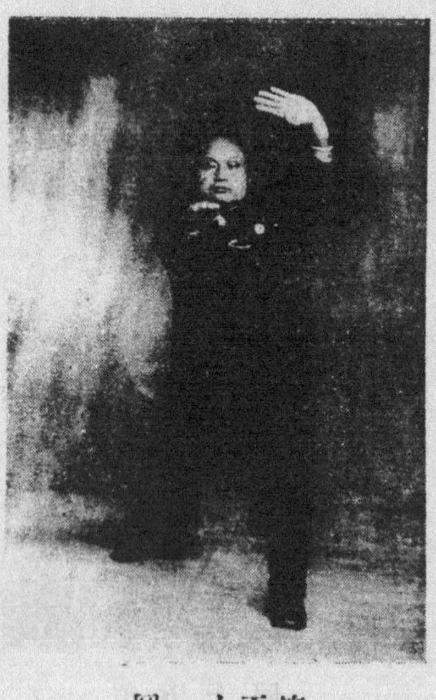

第五十一圖

（用法）此式運用對方以拳進擊時。用左手上架。即使右掌向前平點。此動愼用。且能鬆動兩肩。發展兩膝之力。

第二段　第五十二式

（解說）接前式。兩足原地不動。先用左手從右手下邊向前伸出。兩手同時翻轉。手心向內。小指相對。身隨往後落。右腿極力下曲。成爲右後弓式。左腿伸直。兩手再同時從胸前。向前翻轉。手心向前。緩緩用力往前平推。兩腿仍成左弓式。鬆肩墜肘。氣往下沉。目隨手視。下連五十三式。

（封閉歸山）

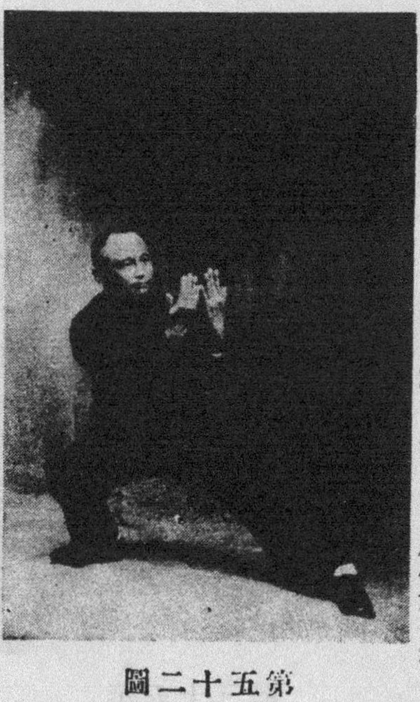

第五十二圖

（用法）此式運用對方以兩手進擊時。隨用兩手閉回。引其前進。將兩手挑開向腹部推之。并以活潑兩臂之力。

第二段　第五十三式

（解說）接前式。右足原地不動。用兩手同時從左邊下按。手心向下。身隨立起。右手停於胸前。手尖向上。左手伸至左後邊。作爲刁手。右腿稍灣。隨用左足提起。往左後邊撐開一大步作爲右弓式。右手從前收至右腰平手心向下。左手同時向前不推手尖向上。目視左手。下連五十四式。

（左倒輦猴）

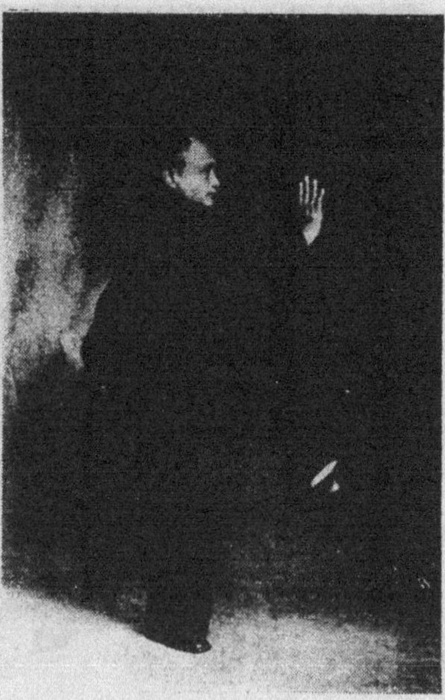

第五十三圖

（用法）此式運用對方從左側面前進時。用右手刁其手腕。左腿卽向後撐。左臂同時平進。作撼山之勢。

第二段　第五十四式

(解說)接前式。左足原地不動。先用兩手從右邊下按。手心向下。身隨立起。左手停於右肩前。手心向外。右手伸至右後邊。手心向下。左腿稍彎。隨用右足提起。向右後撐開一大步。作爲左弓式。左手從前收至與左腰平。手心向下。右手同時向前平推。目隨手視。下連五十五式。

(右倒攆猴)

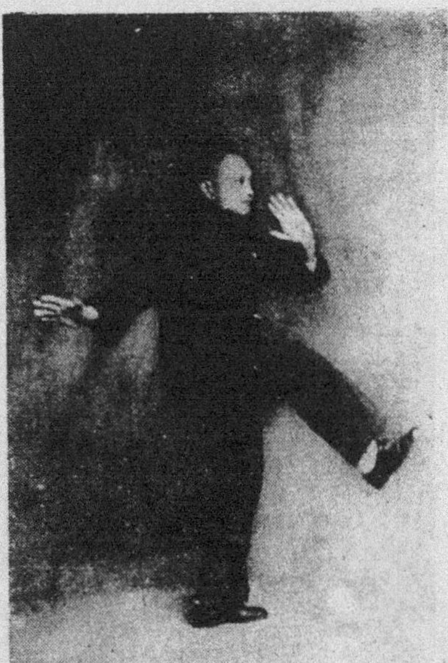

第五十四圖

(用法)此式運用與前勢相同。倘敵進擊。惟左右手足變換用之。並可使手足敏捷。

第三段　第五十五式

（解說）接前式。兩足不動。先用右手從上往後伸開。身同時向後轉。左手亦從上向後伸開。右手又從下。向後循上往前繞一圓圈。隨向後伸開。作爲刀手。手心向左。左足同時邁開一大步。作爲左弓式。左手從右肩下往前伸開。臂稍灣曲。手尖向上。目向右後望。下連五十六式。

（右回頭望月）

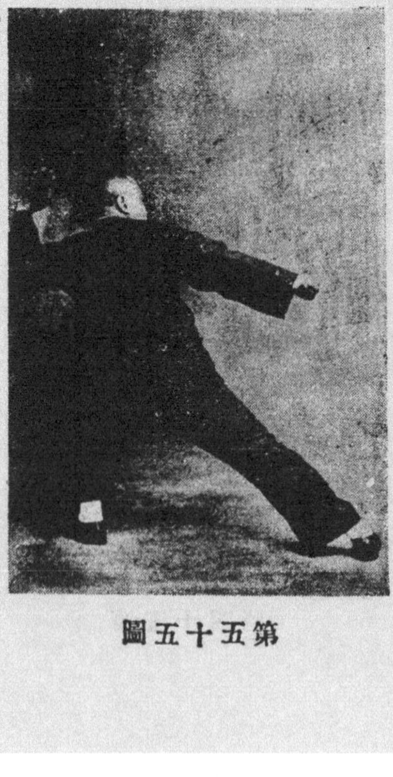

第五十五圖

（用法）此式運用。對方從背後進擊時。隨翻身用右手攔之。左足落於伊身後邊。左手隨向上挑。力能撼動。

第三段　第五十六式

（解說）接前式。右足不動。先用左手從下向懷收。左足同時抬起。隨落原地。左手復向上往前伸開。右手隨由後向上往前伸開。右足隨向前邁開一大步。作爲右弓式。左手隨向後伸復向上往前繞一圓形。向後成爲刁手。右手從左肩下往前伸開手心向前。目向左後望。下連五十七式。

（左回頭望月）

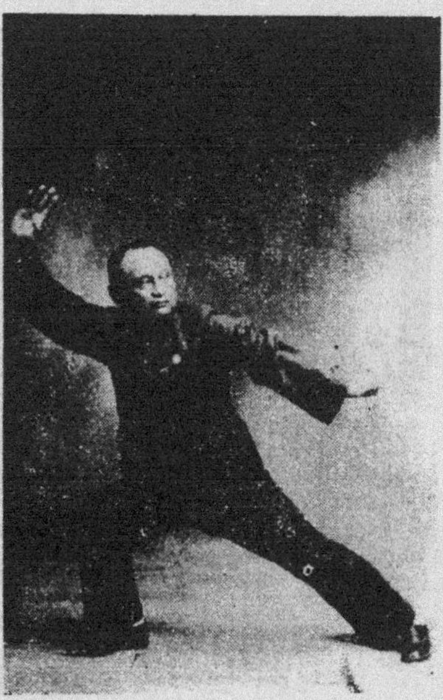

第五十六圖

（用法）此式運用與前勢相同。如對方進擊時。惟左右手足變換用之。並可收柔活全身之效。

第三段　第五十七式

（解說）接前式。右足原地不動。先用右手從前向下往後伸開。隨握拳。左手亦從上往前伸開左足同時又向前邁開一大步作爲左弓式。左手停於右乳前。手心向右。手尖朝上。右手由後向上往前下栽捶。虎口向左。身亦隨向前伏兩肩鬆動。氣往下沉。目視右手。下連五十八式。

（攻式栽捶）

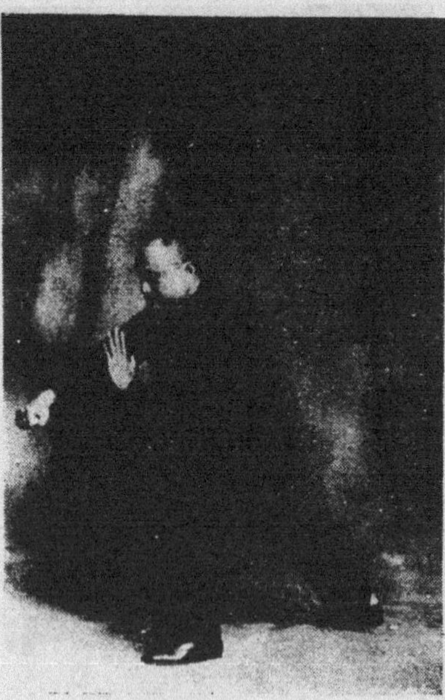

第五十七圖

（用法）此式運用對方以正面進擊。用左手向前按之。即使右拳向前進。此勁慎用。並可發展兩膝之力。

第三段　第五十八式

（解說）接前式。左足原地不動。足跟稍抬。足尖用力。同身隨向右後轉。右捶亦同時隨身從上向前翻打。落於右腰。平手心向上。右足同時向右稍爲移動作爲右弓式。左手同時從後向前平伸。手尖向上。與肩相齊。兩肩鬆開。氣仍下沉。腰塌着勁。目視左手。下連五十九式。

（轉身撇捶）

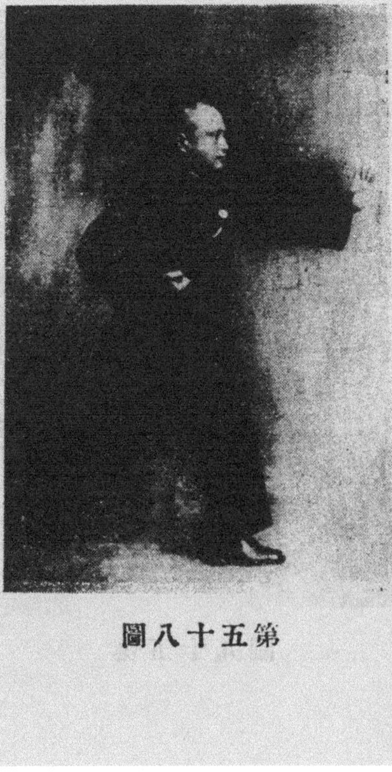

第五十八圖

（用法）此式運用。對方從後面進攻。隨翻身用右捶翻擊伊之面部。或用左掌平進。右捶撇於腰間乘勢攻之。

第三段　第五十九式

（解說）接前式。兩足原地不動。先用左手從前往右邊下撥。稍停右肩。右手隨時向後伸開。左手復從上往前伸出隨由下收與左腰平。手心向上。左足隨向前邁開一大步。腿稍下曲。右手同時從後向上往前平打右腳背。兩肩鬆開。稍為合胸。身稍前傾。目視右手。下連六十式。

（上步飛脚）

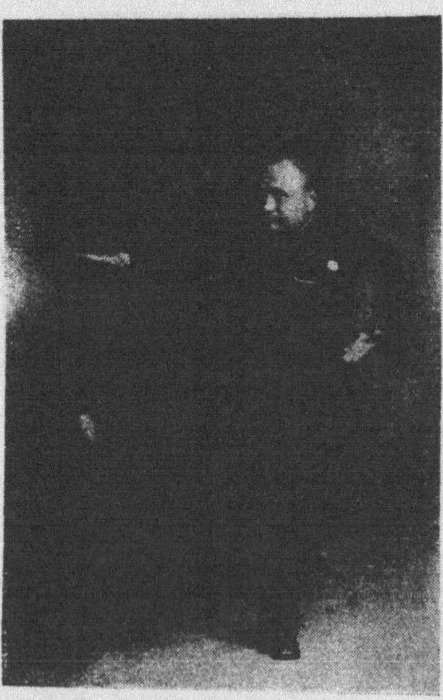

第五十九圖

（用法）此式運用對方以右足踢來。隨用左手撥開或下按。右手上引。即用右足前踢。

第三段　第六十式

（解說）接前式。左足原地不動。右足落地時。隨向前成右弓式。左腿伸直。左手從後向上往前伸開。隨向下收回停與左腰平。手心向上。右手同時從前向下收回胸前。隨向前往下擊。探手尖向前。兩肩下鬆。身向前下伏。右膝極力下曲。含胸拔背。氣仍下沉。目視右手。下連六十一式。

（夜叉探海）

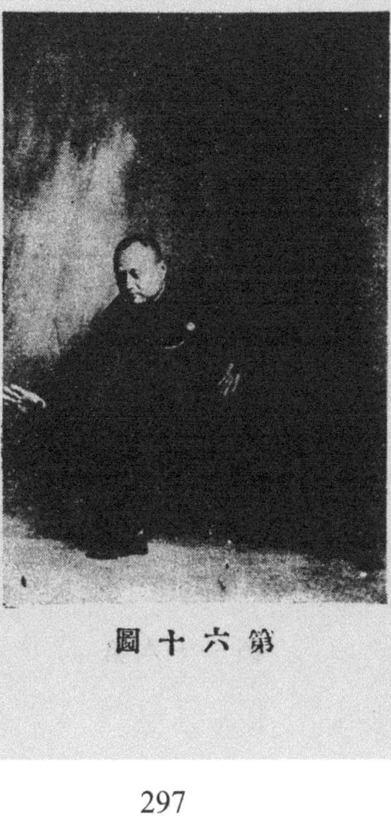

第六十圖

（用法）此式運用對方用手進擊時。隨用左手下撥。即使右掌向其腹部推擊均可。並能發展全身之力。

第三段　第六十一式

(解說)接前式。左足原地不動。先用右足向後退至左足後邊。足尖用力。足跟抬起。右膝極力下曲。盤於左膝下邊。一身重點落於右腿上。右手從前收於右腰平。手心向上。肘稍後收。隨用左手從胸前向下往上架起。與頭頂相齊。手心向前。氣往下下。目視左手。下連六十二式。

(退步坐盤)

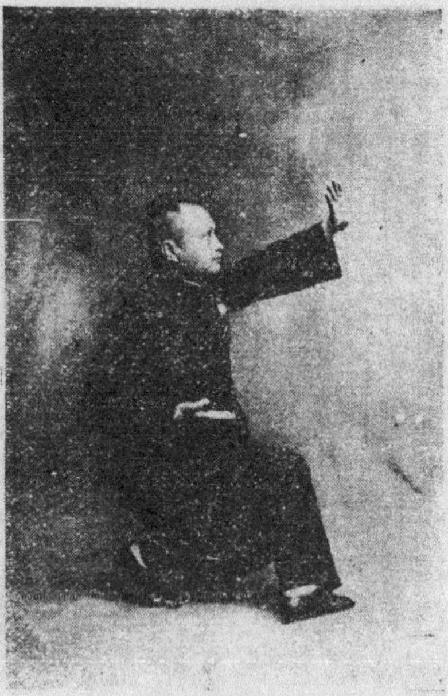

第六十一圖

(用法)此式運用對方或用手足進擊時。將身後落。使其落空。乘勢用右掌擊之。並運動兩膝之力。

第三段　第六十二式

(解說)接前式。右足原地不動。先用兩手併於胸前。手背相對。隨從左膝前向兩邊分開。隨向上伸。身同時立起。左手停於胸前。手尖向上。右手同時架於面前。手心向前。兩臂彎曲。左腿隨向上抬平。足尖向下。右足獨立。一身重點落於右腿上。目向前平視。下連六十三式。

(鷹鷄獨立)

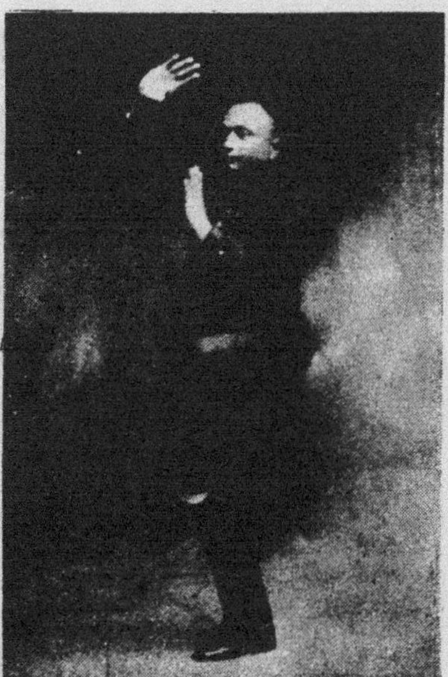

第六十二圖

(用法)此式運用對方進擊時。用左手上引。右腿箭彈。用意在右足。此動慎用。並可發動右腿之力。

第三段　第六十三式

（解說）接前式。右足原地不動。左足先向左邊伸開一大步。左腿伸直。右膝極力下曲。身同時往下沉。向左前伏。兩手亦隨向下往前緩緩下探。左臂伸直。右臂稍灣。右手尖附於左脈後邊。兩小指向下。近地顛直。左手超至左足尖齊為度。兩肩下鬆。目視左手。下連六十四式。

（紫燕點水）

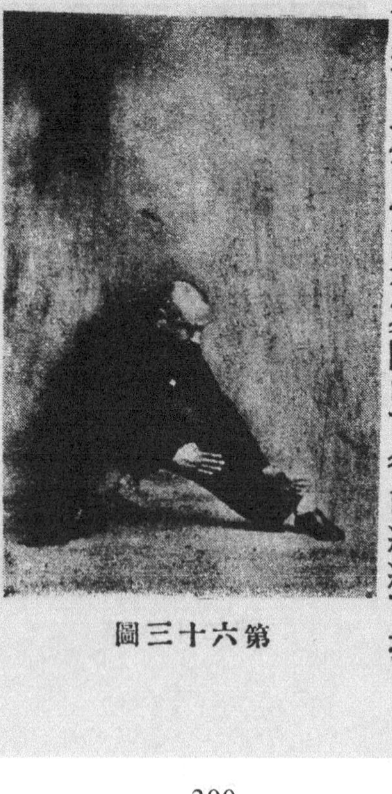

第六十三圖

（用法）此式運用對方前進時。或上打猛撲。隨將身下避。使其落空。用左手上引。右掌平進。或用右腿箭彈均可。

第三段　第六十四式

(解說)接前式。左足不動。兩手向上伸開。身同時立起。右手從上向右邊繞至胸前。左手亦從上向下繞至右手外。隨用右足向左足後邊偸步。足尖着地。右膝盤於左膝下。兩手向左右伸開。左手後刁。右手尖向上。左足向前提起。往左擺。左手隨向左足背片打。目視前方。下連六十五式。

(左擺蓮)

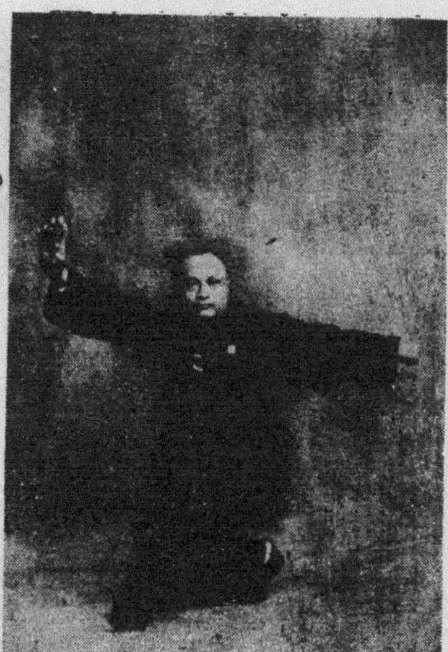

第六十四圖

(用法)此式運用對方從左側面進擊時。隨閃身下落。使其不防。即用左手上引。以左足向脇下踢之。

第三段　第六十五式

(解說)接前式。右足原地不動。左足偏左落地時。隨用右足向前邁開一步。作爲右弓式。左腿伸直。左手同時往下向左上架起。手心向外稍往後收。臂亦灣曲。隨用右掌從右肩傍用力緩緩向前平斬。右臂伸直。手掌向前。與右肩相齊。氣往下沉。目視右手。下連六十六式。

(上步斬胸)

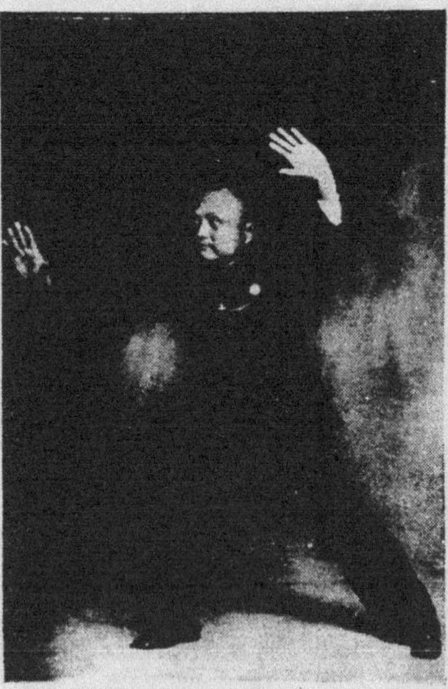

第六十五圖

(用法)此式運用對方使右手或上下進擊時。以左手下撥或上架。隨用右掌平進下擊均可。

第三段　第六十六式

（解說）接前式。右足不動。左足向前一步。隨用左手從右肘下邊盤過。手心向上。往前伸開。右手同時又向前從左臂上盤過。左手同時向右肘下。盤出。兩手心向下。收至胸前。身向後落。兩手尖朝上。往前平推。成左弓式。兩手復收回。仍向前平推。兩肩鬆動。目隨手視。下連六十七式。

（盤肘平推）

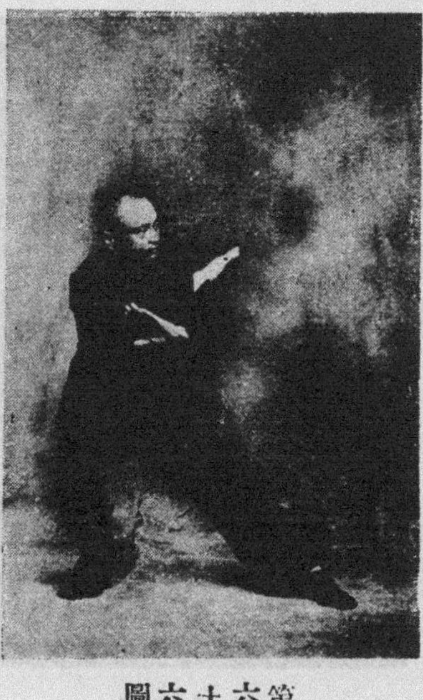

第六十六圖

（用法）此式運用。敵以右掌進擊。用兩手下擺使其落空。雙掌乘勢推其胸部。寓以柔克剛之意。

第三段　第六十七式

(解說)接前式。右足跟稍抬。足尖着地。兩足原地隨身向後轉。右手隨從上向前往下向後伸開。左手亦從上向前伸開。收回停於右脇下。左足同時向前一大步。右腿極力下曲。身往下沉。一身重點落於右腿。右手從後復向上往前下劈。小指近地。手心向內。目視前方。下連六十八式。

(用法)此式運用對方從後面進擊時。隨翻身下避。引其前進。以便乘勢攻之。並可柔軟腰部。發動兩腿之力。

(臥虎翻身)

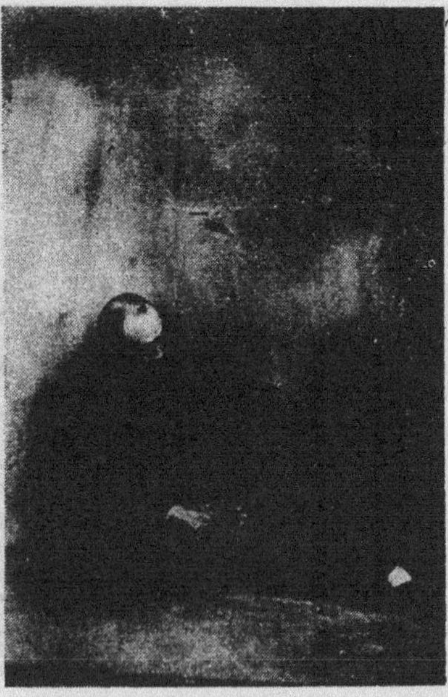

第六十七圖

第三段　第六十八式

（解說）接前式。左足原地不動。身往上起。先用右手從下向前引。從上落於後邊。手心向下。隨用左手從下向前伸開。手心向前。手尖與眉相齊。同時用右足。向前往膝下斜蹬。足尖偏右。足跟用力。左膝稍向下曲。重點落於左腿。兩肩下鬆。氣往下沉。目視左手。下連六十九式。

（引手右蹬膝）

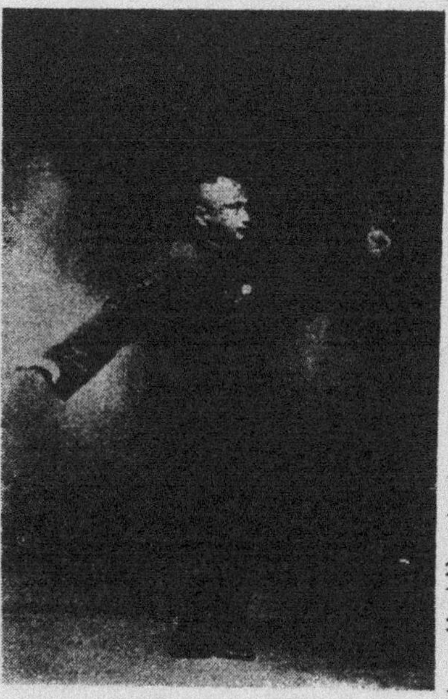

第六十八圖

（用法）此式運用。對方向我猛進。或上擊。用右手上引。左手架開。隨用右足向其膝下斜蹬。並可舒展兩臂及兩腿之力。

第三段　第六十九式

（解說）接前式。先用右足向前落地。隨用左手從前向上往後伸開。稍往下落。手心向下。隨使右手從下向前伸開。手心向前。手尖朝上與眉相齊。同時用左足向前往膝下斜蹬。足尖偏左。足跟用力。右膝稍向下曲。重點落於右腿。兩肩下鬆。氣仍下沉。目視右手。下連七十式。

（引手左蹬膝）

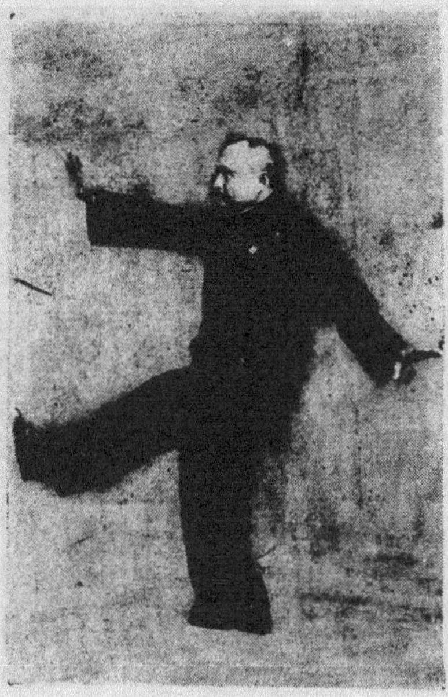

第六十九圖

（用法）此式運用與前勢相同。惟左右手足變換用之。倘對方進擊。用左足亦往膝下蹬之。

第三段　第七十式

(解說)接前式。左足落地。隨用右手從下向左後往前繞。停於右腰。平手心向上。即用左手由後向上往前下採。身同時下曲。右足尖着地。左腿曲。右膝盤於左腿下。隨用右捶從下向上冲打。虎口向後上斜。手心向左。左手護於右肘下。手背向上。身向前傾。目視右捶。下連七十一式。

(採手冲天炮)

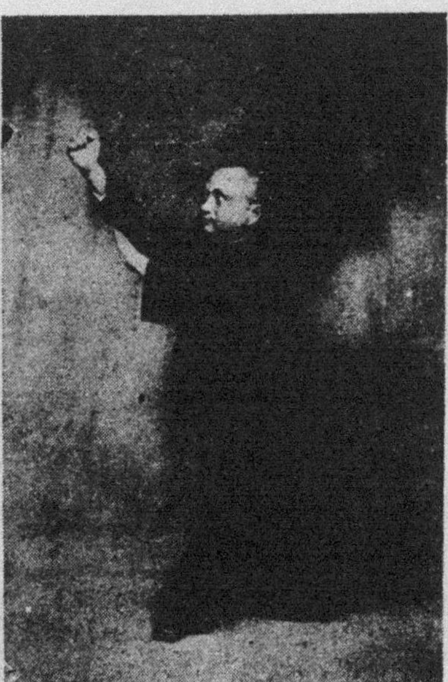

第七十圖

(用法)此式運用對方以右手進擊。先用左手下採。隨用右拳擊其面部。左手同時防護右肘之用。

第四段　第七十一式

（解說）接前式。左足不動。先用右足向前一步。隨用右手從上向下。往左邊繞一圓圈。停於右邊。同時左手從下往左上繞。左腿提足。隨身向左後轉。成爲左弓式。左手從上向下往左上架捶。右臂稍灣曲。手心向前。虎口向下。隨用右捶向前平打。手心向下。目視右捶。下連七十二式。

（轉身頂心捶）

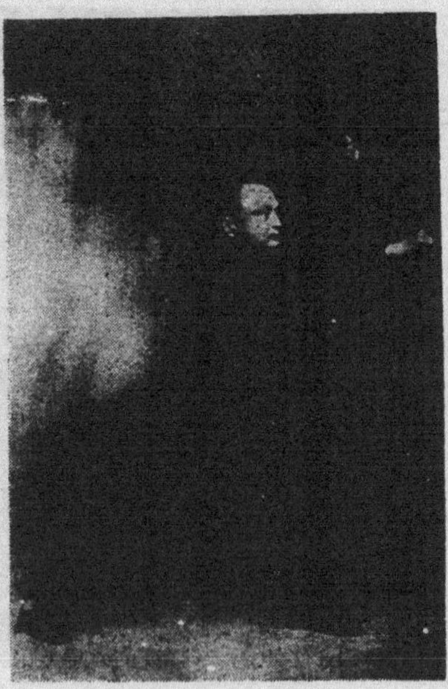

第七十一圖

（用法）此式運用對方由背後進擊時。隨轉身。用左手摟開伊之手或足。即使右拳平進。並可發動全身之力。

第四段　第七十二式

（解說）接前式。左足原地不動。右足向前一步。隨用右捶向胸前收回。右肘前進。左足隨向右足後邊偸步。兩膝下曲。左膝盤於右膝下邊。足尖着地。身向下落。重點坐於左腿上。即用右掌從左邊向右上翻打。手心向上。左手停於右肘下邊。手心向下。兩肩鬆動。目視右手。下連七十三式。

（迎面掌）

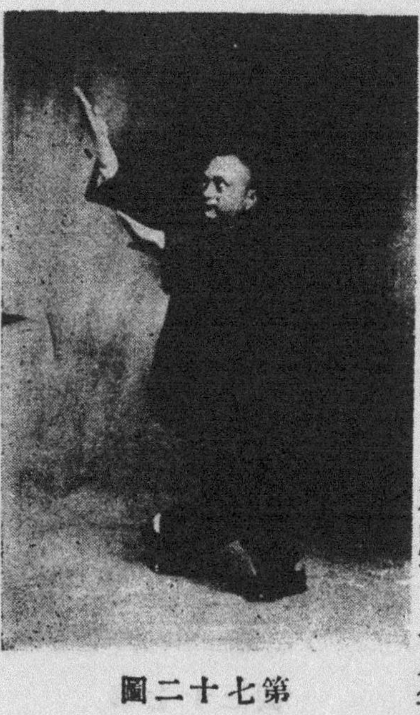

第七十二圖

（用法）此式運用對方從正面擊來。將身下坐。使其落空。先進右肘頂之。隨迎面翻打。左手以作防右肘之用。

第四段　第七十三式

（解說）接前式。兩足原地不動。左掌停於右脅下。用右掌往下向左邊繞。隨向上往右上邊伸開。同時用右足向前提起。往右擺開。左腿原地稍向上起。重點落於左腿。右手復向右片打右足背。左手同時向下往後伸開。手心向下。兩肩鬆展。氣向下平。目視右手。下連七十四式。

（右擺蓮）

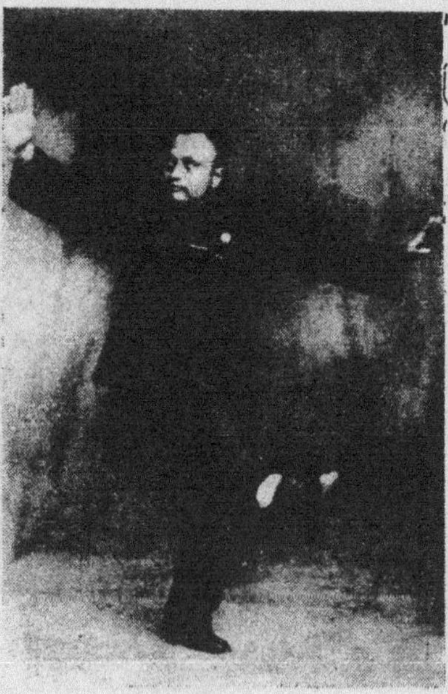

第七十三圖

（用法）此式運用對方以右面進擊。用右手上引使其不防。隨時用右足向其脅下踢之。及發動左腿之力。

第四段　第七十四式

（解說）接前式。右足落地。右手同時向上架開。手心向上。左足卽向前一步。作爲左弓式。右手隨向前打掌。手尖向上。右手從上收至右後邊。左手亦向後停於右肩傍。兩腿成爲右弓式。右手同時往前打掌。手尖向上。左手繞至左腰平。手心向上。仍成左弓式。目視前方。下連七十五式。

（連環掌）

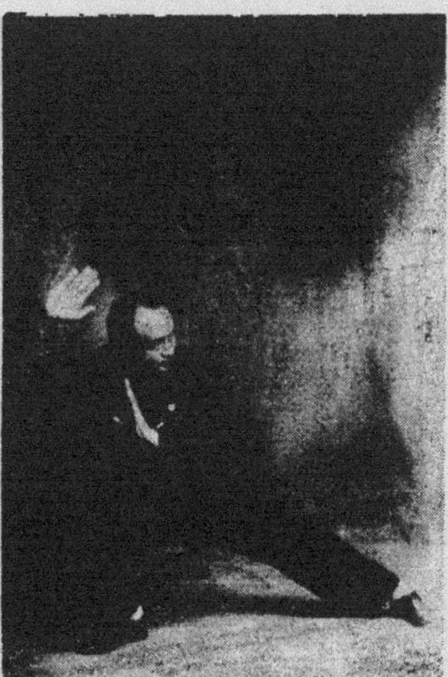

第七十四圖

（用法）此式運用對方以右掌擊來。用右手架開。使左掌平進之。如對方用右足踢來。身向後避。使左手刀開。用右掌前擊中部。

第四段　第七十五式

（解說）接前式。右足原地不動。先用左足退後半步。足尖着地。足跟稍抬。作爲丁字式。右手向後收至與右腰平。手心向上。右膝稍向下曲。一身重點落於右腿上。左手同時向前伸出。稍往下捕。手心向下。五指稍爲離開。兩肩下鬆。氣沉丹田。內有擒獲之意。目視左手。下連七十六式。

（金龍探爪）

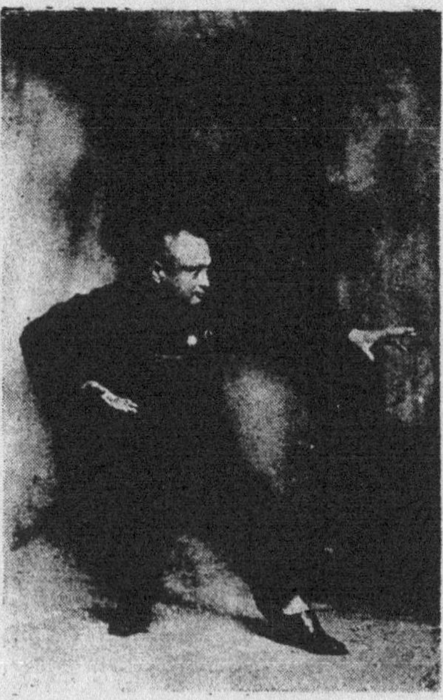

第七十五圖

（用法）此式運用。對方以足踢來。隨將腿撤回。用左手下按。使右掌擊其腹部。並可發動兩膝之力。

第四段　第七十六式

（解說）接前式。左足原地不動。右足隨向前一大步。右手從左肘下邊盤過。隨用左手附於右脈邊。從左向前往右肩上雲一圓形。身隨向後落左膝下曲。鬆肩墜肘。兩手復從右肩傍。用力緩緩向前平推。手尖朝上。左手隨右手同伸。兩腿仍成右弓式。目視右手。下連七十七式。

（上步攬雀尾）

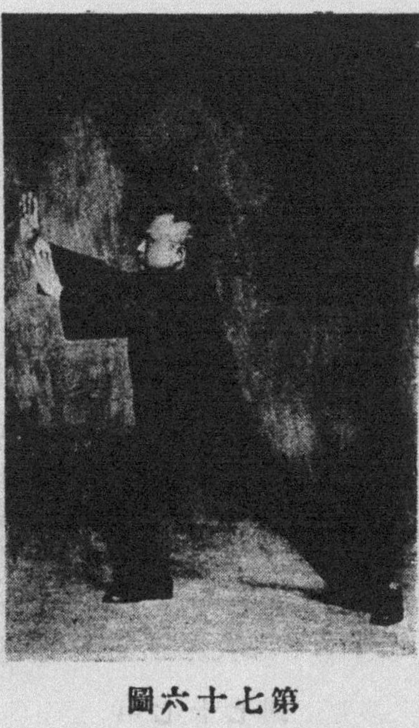

第七十六圖

（用法）此式運用作引入之計。將手撥開使其落空。隨用兩掌向胸部推之。或用右腿至於身後。使右手從肘下往其上挑均可。

第四段　第七十七式

(解說)摟前式。兩足原地不動。先用左掌由右邊向左下緩緩進擊。手掌向前。手尖向上。身亦同時向左後轉。兩足尖稍向左移動。兩腿作爲左弓式。腰塌着勁。身向左前下伏。右腿伸直。右手停於右後邊。稍向上斜伸。作爲刁手。兩肩鬆開。氣往下沉。目視左手。下連七十八式

(斜單鞭)

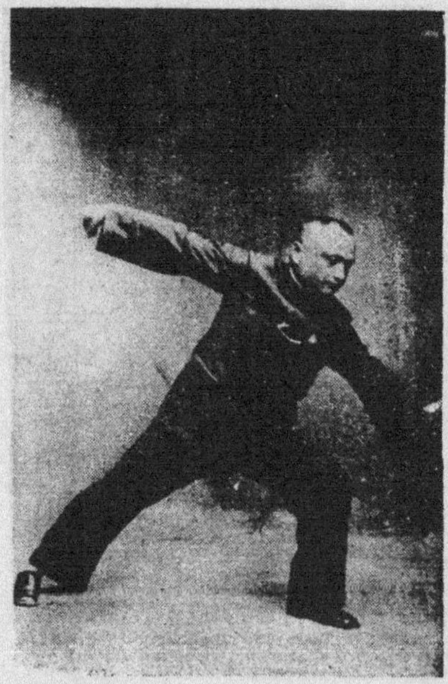

第七十七圖

(用法)此式運用對方以順手進擊。用左手稍領其臂。使其身往前傾。隨用左掌推按均可。

第四段　第七十八式

(解說)接前式。兩足原地不動。先用左手從左邊。向下往後伸開刁手。右手從後向上往前向左足外邊下刁。隨向上繞起。作爲刁手。與鼻尖相對。右足抬起。往前一步。似孔雀行動。右手又從上向下往右足外邊。向後伸開刁手。左手從腰傍向前伸開。成右弓式。目視前方。下連七十九式。

(右孔雀步)

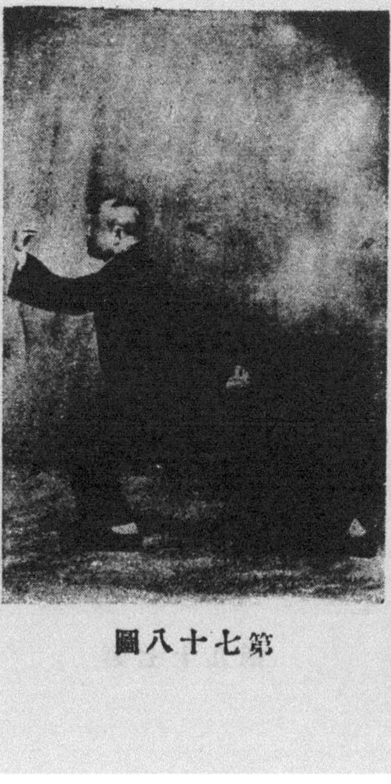

第七十八圖

(用法)此式運用對方以右手進擊。或左足踢來。用右手先撥伊手。隨摟開左足。用左掌平進。

第四段　第七十九式

（解說）接前式。兩足原地不動。先用左手。向下從右足外邊。向上繞起。作爲刁手。與鼻尖相對。左足抬起。隨向前一步。亦如孔雀行動。左手又從上。向下往左足外邊。向後伸開。作爲刁手。右手從腰傍。向前伸開。手尖向上。兩腿成爲左弓式。身稍前傾。目向前視。下連八十式。

（左孔雀步）

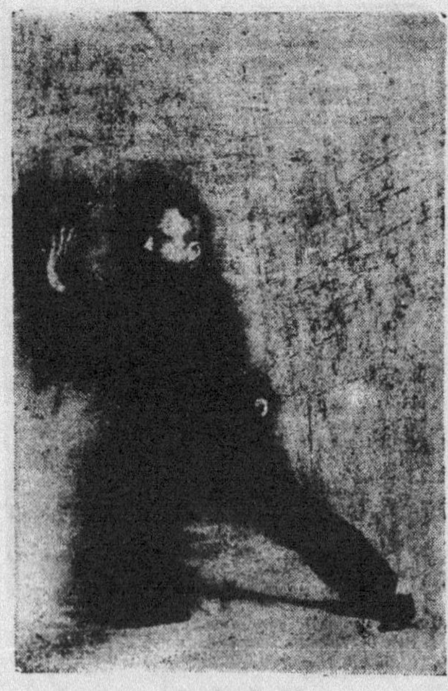

第七十九圖

（用法）此式運用。與前勢相同。惟左右手足變換用之。並可柔活全身。及發動兩腿之力。

第四段　第八十式

（解說）接前式。左足不動。先用右足向左前邁開一步。左手往前停於右臂下。兩手向左右繞一圓形。身同時向左後轉。左足隨身向左一步。成爲左弓式。右腿伸直。左手隨由下往左上架起。手心向外。右手隨身向左臂下橫推。手心向左。鬆肩墜肘。氣往下沉。目向前視。下連八十一式。

（用法）此式運用。對方以右手從左面進擊時。用左腿順上。右手推其肘。或用左手下撥。右掌擊脇下均可。

（玉女左穿梭）

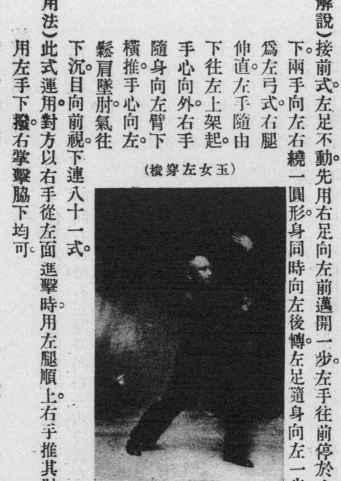

第八十圖

第四段　第八十一式

(解說)接前式。右足不動。右手停於左臂下。左足隨向右邁開一步。兩手向左右繞一圓形。身同時向右後轉。右足隨身向右一步。成爲右弓式。左腿伸直。右手隨由下往右上架起。手心向外。左手隨身向右臂下橫推。手心向右。兩臂稍灣。鬆肩墜肘。氣仍下沉。目向前視。下連八十二式。

(玉女右穿梭)

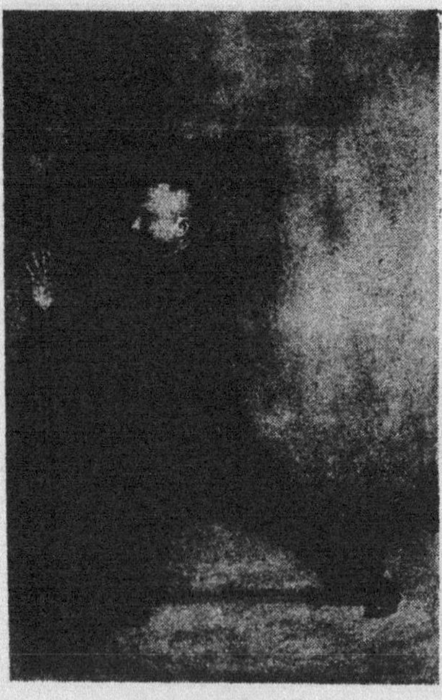

第八十一圖

(用法)此式運用對方以右側面進擊時。隨轉身用右手纏其手臂。向外撥開。用左掌進其脅下。

第四段　第八十二式

（解說）接前式。兩足原地不動。先用右手從上向後往前繞一圓形。從左臂上邊收回。停於左肘下。左手同時從下向前亦繞一圓圈。停於前方。手尖與頭頂相齊。鬆肩墜肘。兩臂稍彎。兩手尖均向上。身向下坐。重點落於右腿。左足隨向前半步。足跟着地。目視左手。下連八十三式。

（手揮琵琶）

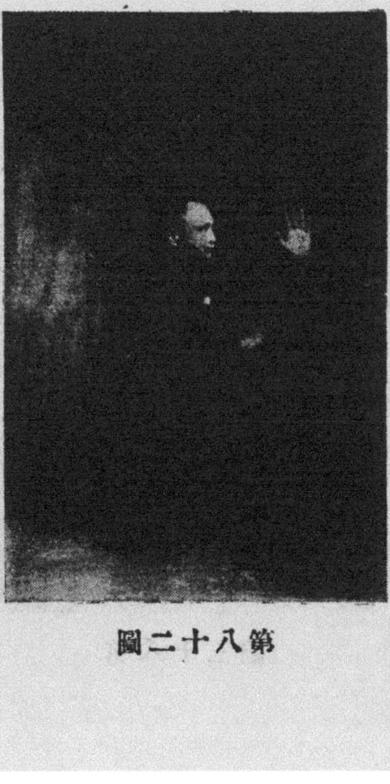

第八十二圖

（用法）此式進用對方向我右手腕握之。將手後撤。隨用左手向其胸或脅下推進。

第四段　第八十三式

(解說)接前式。左足不動。右足向前一步。右手從左肘下穿過。身同時向左轉。左腿向左伸直。左手挨地超至左足尖。齊復向上提起。收回胸前。往前平伸。手尖向上。右手同時由下向前。從左手前邊向上。往後亮開。手心向下。身往後坐。右腿曲。左腿伸直。足跟着地。目視左手。下連八十四式。

(白鶴亮翅)

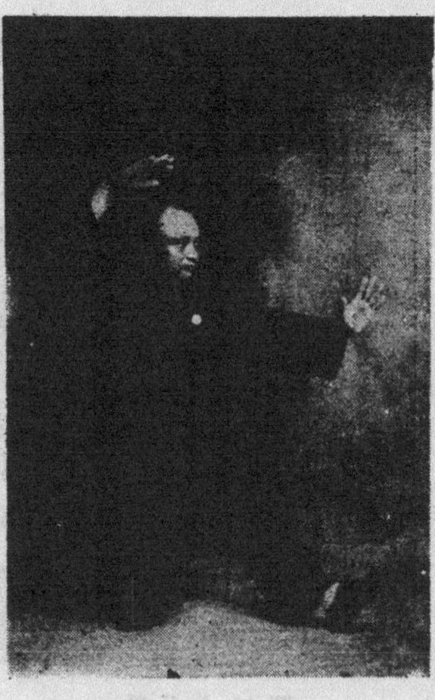

第八十三圖

(用法)此式運用。對方進擊時。使右手從下向上引。隨用左掌擊其胸部。並可伸縮腰臂之力。

第四段　第八十四式

(解說)接前式。兩足原地不動。先用右手向後繞。隨從下向前提起。停於耳傍。手尖向上。手心向左。右腿同時極力下曲。復向上抬平。左手向後刁。身隨向下落。稍向前傾。兩膝下曲。左足亦抬起。左手從下。向前停於左耳傍。手尖向上。手心向右。右手亦向後刁。目向前視。下連八十五式。

(猿猴出洞)

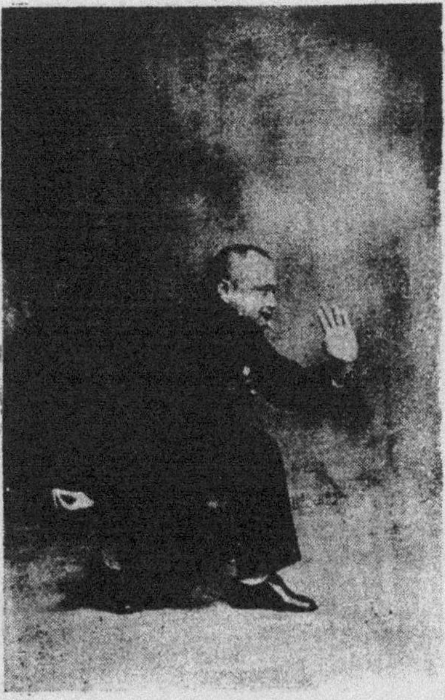

第八十四圖

(用法)此式運用對方以猛力撲來。或手擊之。將身下伏。使其落空。隨用右手上引。右膝上抬。酌量用之。左右手足變換均可。

第四段　第八十五式

（解說）接前式。左足落地。左手向下往左上架起。右手向前平伸。右足隨向前半步。落於左足尖前。即用兩手向上往兩邊分開。收回貼於腹前。手尖向上。手心相對。左足同時向前一步。身向下落。右腿極力往下曲。兩手從下向前推出。兩腿成爲左弓式。目視兩手。下連八十六式。

（喜鵲撲門）

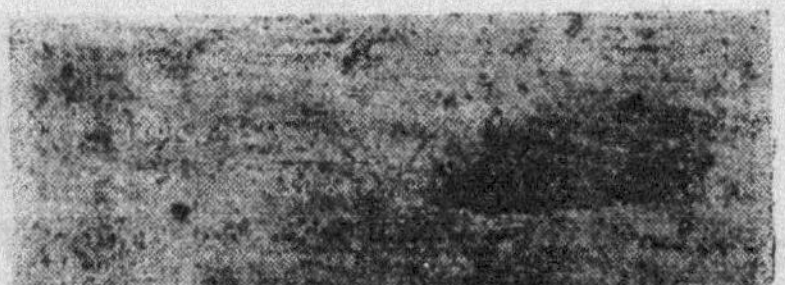

第八十五圖

（用法）此式運用對方從上進擊時。用兩手向上架開。左腿至其身後。身向下落。隨用兩手向小腹推之。

第四段　第八十六式

(解說)接前式。兩足原地不動。隨用左手從右下邊盤過。兩手交叉。手心向下。往後收至胸前。身隨向後落。右膝曲。兩手尖向上。用力緩緩往前平推。兩腿作爲左弓式。兩手叉收回胸前。右膝曲。手尖朝上。兩手再往前平推。兩腿仍成左弓式。兩肩鬆開。目隨手視。下連八十七式。

(盤肘平推)

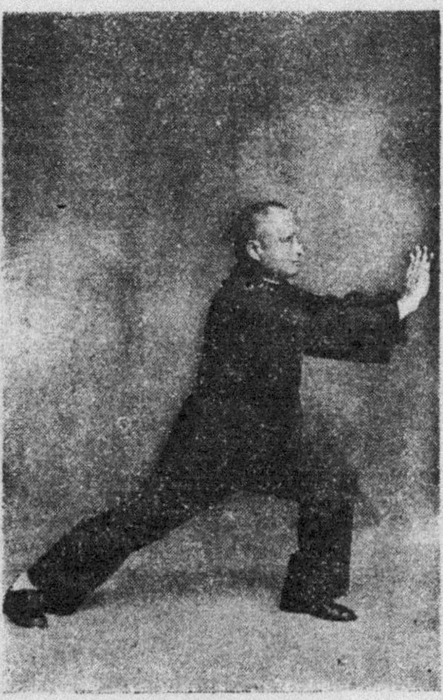

第八十六圖

(用法)此式運用對方前進。身往後落。使其不防。隨用兩掌推其胸部。並可柔軟身體變化敏捷。以發動全身之力。

第四段　第八十七式

（解說）接前式。兩足原地不動。先用右手從上向右後伸。隨往下向前繞一圓形。左足抬起。兩手停於胸前。兩肩下鬆。右手在上。手心向下。左手在下。手心向上。兩手隨往前後分開。左足同時向左後邁開一大步。作爲左弓式。左手停於左上邊。右手停於右下邊。目視右手。下連八十八式。

（野馬左分鬃）

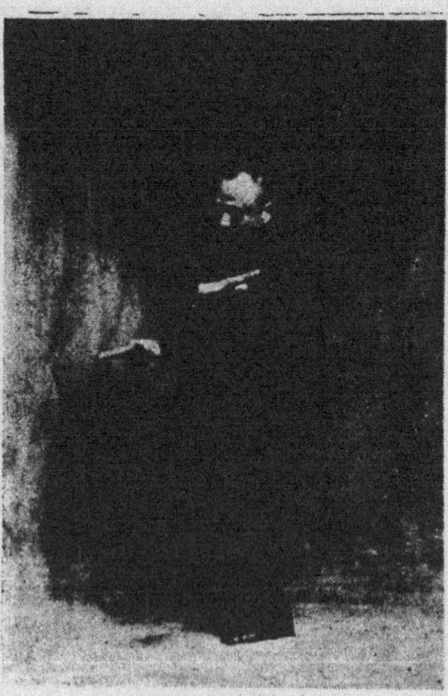

第八十七圖

（用法）此式運用對方直向我胸進擊。隨用右手接其手腕。左腿至於身後。卽用左手從腋下猛擊或上挑之。

第四段　第八十八式

(一)(解說)接前式。左足不動。先用右手從上。向右後邊從下往前繞一圓形。手心向上。右足同時抬起。兩手停於胸前。左手在上。手心向下。右手在下。手心向上。兩手隨往前後分開。右足同時往右後邊邁開一大步。作爲右後弓式。左手停於左下邊。右手停於右上邊。目視左手。下連八十九式

(野馬右分鬃)

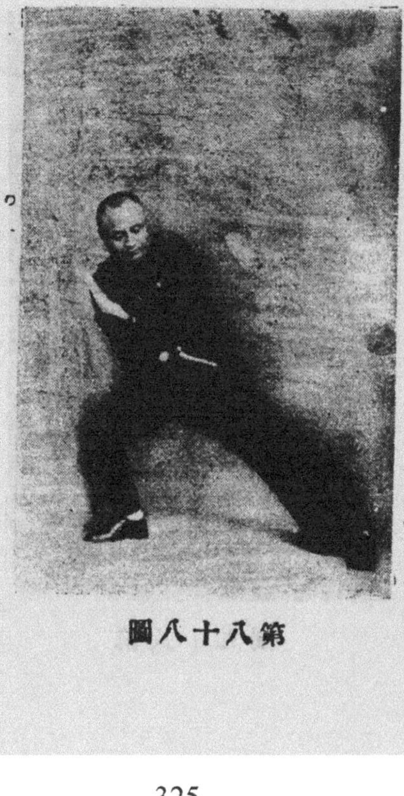

第八十八圖

(用法)此式運用與前勢相同。惟左右手足變換用之。並且發動兩臂與兩腿之力。

第四段　第八十九式

(解說)接前式。右足原地不動。足跟稍爲抬起。左手停於右臂下。右手向左下伸。左足抬起。隨身往左後轉。邁開一步。作爲左弓式。同時兩手向左右繞一圓形。左手隨從下往左上邊架起。手心向外。右手隨從右邊向左臂下橫推。手心向左。兩臂稍灣鬆肩墜肘。目向前視。下連九十式。

(玉女左穿梭)

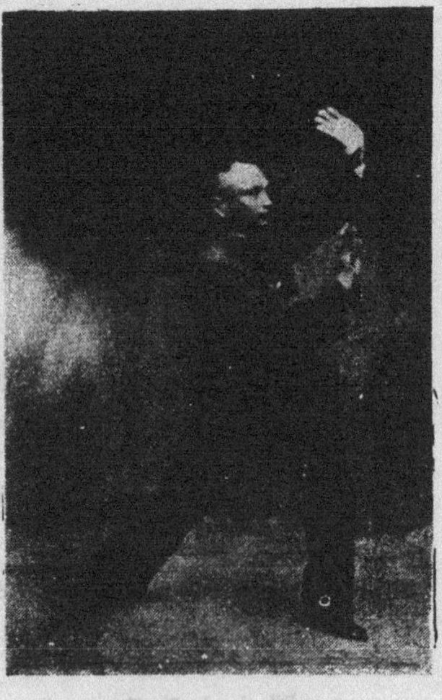

第八十九圖

(用法)此式運用對方以左手進擊。用左手摟開。隨使右掌擊其脇下。或推左肘均可。並且柔活全身。

第四段　第九十式

（解說）接前式。右足不動。右手停於左臂下。左手向右下伸。左足隨向右邊邁開一步。身同時向右後轉右足隨向右邊邁開一步。成右弓式。兩手同時往左右繞一圓形。右手從下往右上邊架起。手心向外。左手從左往右臂下橫推。手心向右。兩臂稍灣。鬆肩墜肘。目向前視。下連九十一式。

（玉女右穿梭）

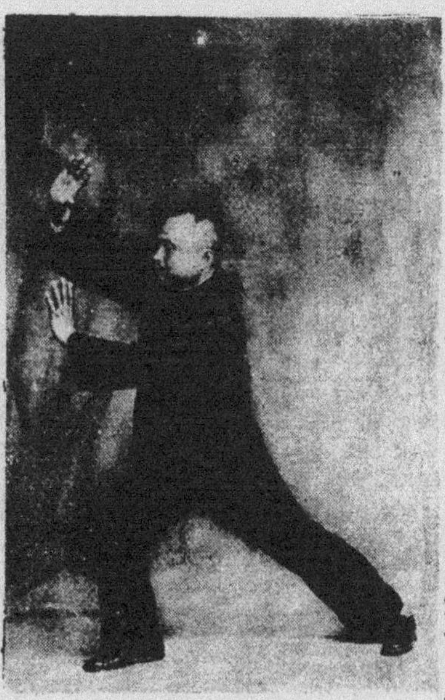

第九十圖

（用法）此式運用。與前勢相同。惟左右手足變換用之。並且柔活全身。及發動兩腿之力。

第四段　第九十一式

(解說)接前式。先用左足向左前方邁開一大步。與右足相對。右足隨向前與左足併攏。兩膝稍往下曲。右手握拳從後往下向前上翻打。高與眉齊。手心向前。左手亦同時握拳。從下往前靠於右肘傍。手心向下。兩臂稍灣。兩肩鬆開。氣往下沉。目向前平視。下連九十二式。

(上步七星)

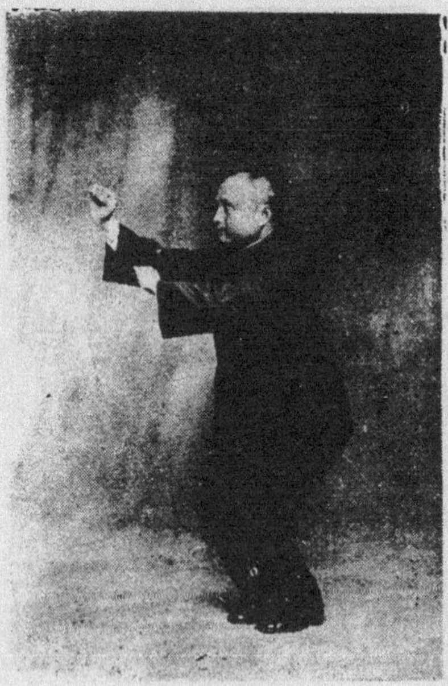

第九十一圖

(用法)此式運用對方以右拳進擊時。隨使左手撥開。用右拳擊其面部。或擊下頷均可。

第四段　第九十二式

（解說）接前式。兩足原地不動。先用右手從下。向左上邊往右繞一圓形。停於左臂下。左手隨時從下往左而上繞一圓形。停於左邊成爲刁手。右足退後。一步身向下落。左足亦退後。成爲丁式。左腿隨抬起。右手從下向右伸開。停於右上邊。手尖向上。目視前方。下連九十三式。

（退步跨虎）

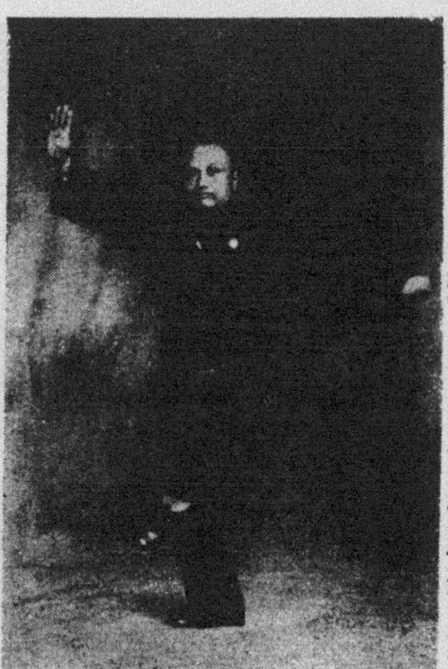

第九十二圖

（用法）此式運用。對方從上擊來。用右手撥開。如用足踢來。使左手下採。身向後撤。隨用右足箭彈。

第四段　第九十三式

(解說)接前式。右足原地不動。右膝稍曲。隨用兩手停於左脇下。手尖相對。手心向下。右足尖用力。足跟稍抬。隨向右後轉一圓圈。面仍向前方。右臂向右上伸開。手尖向上。左手停於右肩下。左足落地。右足隨抬起。由左向右擺開。兩手往右足背上。向左接連片打。目視前方。下連九十四式。

(轉身雙擺蓮)

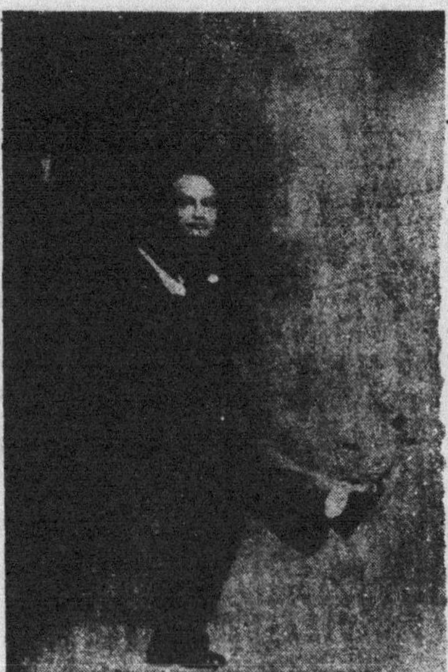

第九十三圖

(用法)此式運用。對方以右面進擊時。即閃身避之。用手上引。隨轉身用右腳踢其脇下。

第四段　第九十四式

（解說）接前式。右足落地時。隨向右前方邁開一步。作爲右弓式。兩手握拳。向右前方平伸。手心向下。左足隨向右足後。提起稍停。兩拳收至胸前。左足隨向左邊邁開一步。右足與左足併攏。兩腿稍曲。同時用兩拳向左前方平伸。手心向下。虎口相對。兩肩鬆動。目視兩手。下連九十五式。

（左右雙撞捶）

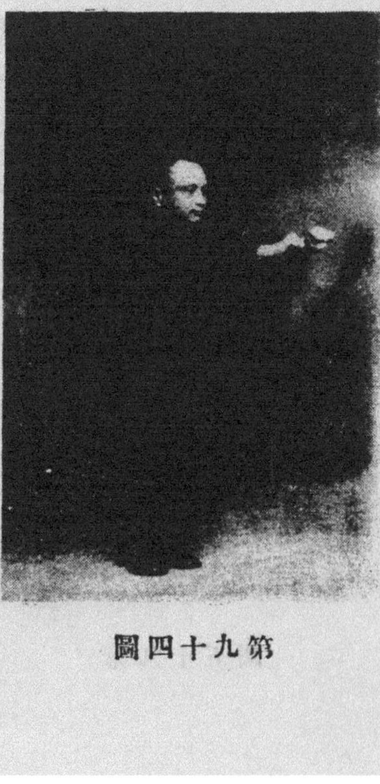

第九十四圖

（用法）此式運用對方從左右面進擊時。乘勢用雙捶向其胸部平進。並可發動兩臂與兩膝之力。

第四段　第九十五式

（解說）接前式。兩足原地不動。兩拳交叉左拳在下。手心向上。右拳在上。手心向下。隨時翻轉。左拳復從右拳外邊。向下往裏翻轉。左拳在上。右拳在下。兩手心向外。停於胸前。右足同時向後退一步。右膝稍曲。左足隨退半步。作爲丁式。足跟着地。鬆肩墜肘。目視前方。下連九十六式。

（陰陽合手）

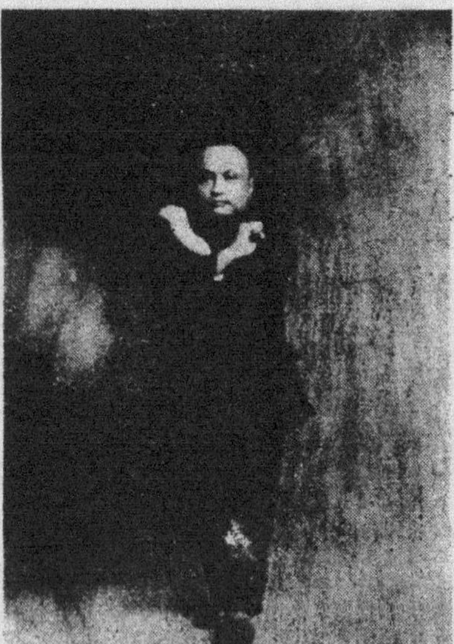

第九十五圖

（用法）此式運用。對方將我下腰抱起。隨使左手。按其頭部。右手隨推下頷。兩手合翻用之。

第四段　第九十六式

（解說）接前式。先用左足向後退一大步。落於初式地點。右足亦隨向後退一大步。兩足離開距離。仍與兩肩相齊平身正立。兩拳隨放開向兩脇傍平收手心向下。手尖向前。五指稍爲離開。兩手緩緩隨往下按。兩肩鬆開。氣沉丹田。呼吸自然目向前平視。始終相同。仍歸原位。

（太極還原）

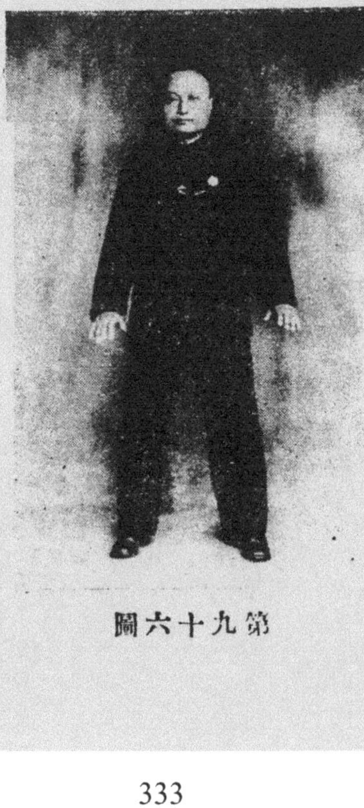

第九十六圖

（用法）此式運用。與開始相同。乃太極還原之勢。演畢不可隨時坐臥。稍爲遊動兩三分鐘。方合生理與運動之法。

中華民國二十年十月再版

新太極拳書
實價大洋壹元

國術叢書

著作者　山東聊城馬永勝
校對者　中央國術館　呂光華　郭錫三
攝影者　蘇州金龍照像館
印刷者　上海河南路中八十八號　文明書局印刷所
總發行者　蘇州城內鐵瓶巷貳叁號馬寓
代售處　各埠大書局

王宗岳太極拳經
王宗岳陰符槍譜

唐豪 编

中國武術學會 民國二十五年五月版

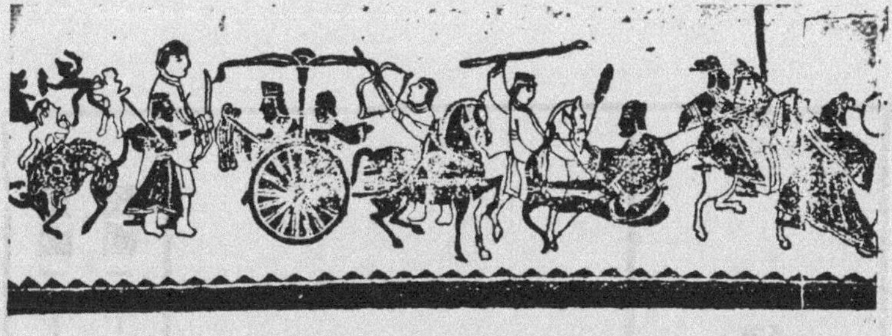

王宗岳太極拳經
王宗岳陰符鎗譜

唐豪編

武藝叢書第一輯之四

民國二十五年四月一日印刷
民國二十五年五月一日發行
（定價四角）

王宗岳太極拳經
王宗岳陰符鎗譜

編者　唐豪
發行者　中國武術學會
代售處　本外埠各書局

總發行所　中國武術學會
上海薩坡賽路一九〇號
電話八〇六四〇

於「武藝叢書」的感言

「清算，整理」一切理論全需要「清算，」全需要「整理」的目前，「武藝」這一部門當然也沒有例外。「武藝叢書」的產出就是企圖負起這點任務。

把荒誕的邪魔的神秘的種種關於武藝的謬說，或者竟利用這謬說作烟幕，掩護自己「安身立命」一企圖者們的狂言作一度「清算；」同時還要把前代遺留下來「武藝」上的東西——合理的，使牠存在不合理的要無憐惜地剔除出來，揚棄了牠——作一度新的整理和估價。更要指明的是：所謂「武藝」本身在人類歷史進展上，目前以至將來的社會，牠應該佔着怎樣的位置和價值？這樣明瞭了以後，我們纔能得到一個正確的，帶有科學性的實踐標準，纔不至於盲目的努力。從實踐中可以更接近地證明了所謂「武藝」的價值在那裏？

這工作是必要的！不是麽？

少林武當考；太極拳與內家拳這也是本叢書編著者，兩部關於「武藝」攷證的著作，順便提還義的，就是從這兩部書裏，我們已經看得出作者過去對於「武藝」著述是怎樣的忠實起始用了作武藝書者不曾用過的方法，開了一條新路，來闡明了一切。雖然當時曾受了一些庸俗的「把勢匠」和「老古董」之流的不滿，但這又成功了什麼呢？他們除開信口說些侮蔑詆毀的亂言以外，公開論戰的文字却沒見他們產出一篇，無疑這是「清算」引起了他們護短的羞憤而已。我是同意范生君這工作，凡進步而有志於「武藝」研求的，如果不甘心在一些暗昧欺騙的牛角裏摸索的同志們，一定也該同意的！

「武藝叢書」刊行起始，寫了這點文字，就算作牠的「發軔禮」。

一九三五年九月九日，劉蔚天記。

本來打算做篇自序，說明刊行武藝叢書的意旨。如今劉兄蔚天，在他送吾的禮物中，替吾把「清算」，「整理」兩大目的，舉了出來，那麽吾何必再說眾贅話呢？

過去吾之研究武藝，在購求圖書方面，所費的代價甚鉅，所得的材料甚微，因之發願要印一部「武藝叢書」，以便同好者的參考；故叢書之中，除了自己的著述而外，一部分純是素材，這是要附在這裏說明的。

一九三五年九月九日，唐豪附記。

王宗岳考

王宗岳考

王宗岳考目錄

王宗岳考目錄

二

王宗岳考

（唐豪）

試把太極拳著述中所記的王宗岳來一看，只見得一股附會，標榜，盲從交織的烏煙瘴氣，直冲霄漢，而看不見別的。

關百益於其民元印行的太極拳經中所考證的

王宗岳的姓氏：

『查派考記：有淮安王宗道者，嘗從三丰學道，永樂中，封圓通眞人，後入廬山採藥不返。或疑王宗岳，王宗道爲一人，而此籍山右，彼籍淮安，又顯係二人也。又王漁洋有謂：「拳勇之技，少林爲外家，武當張三丰爲內家，三丰之後，有關中人王宗得其傳。」王宗卽王宗岳訛傳？抑岳字爲衍文耶？』

關百益拿籍貫的差異，來論斷王宗岳，王宗道是兩個人，可是，他忘掉應用這一方法

王宗岳考　二

到王宗，王宗岳身上去了。陳微明於其巳已——民十八出版的太極答問中，便這樣的指了出來：

『問：「三丰集曾載數傳而至關中王宗，王宗與王宗岳是一人抑係二人耶？」答：「王宗乃陝西人，宗岳山西人，以爲一人者誤也。」』

關百益對於王宗岳的姓氏，尙抱一些懷疑態度，但對於

王宗岳的傳受源流，

他却肯定地說：

『祖師張眞人三丰，傳王先生宗岳。』

關氏此說，在其太極拳經敍中這是樣說明的：

『辛亥秋，余獲太極拳經鈔本於京師，其題有：山右王宗岳先生太極拳論。又題有：武當山先師張三丰，王宗岳留傳。又論後注：右係武當山張三丰老師遺論。其說不一，

愚意或爲張三丰所遺留，王宗岳據以傳世者也。』

不知這些題記，是王宗岳以後的人所妄加。而措辭含糊，並不能表明王宗岳是張三丰的門徒，況王宗岳後於張三丰者數百載，二人又怎能爲師生呢？

關氏一方面疑太極拳經爲張三丰所遺留，王宗岳據以傳世。一方面却於其太極拳傳授源流中說：祖師張眞人三丰，傳王先生宗岳，由懷疑未決的問題，下肯定不移的論斷，這樣的論證方法，是靠不住的。

關氏又於王漁洋所舉的內家拳源流：『三丰之後，有關中人王宗得其傳。』句下註：此王宗恐卽王宗岳。於是，一般附會，盲從的武藝作家，便由此衍變出許多笑話來，如許禹生於其民十出版的太極拳勢圖解中說：

『有西安人王宗岳者，得其眞傳，名聞海內。溫州陳州人多從之學，由是由山陝而流傳於浙東。』

又說：

王宗岳考　四

『王宗岳傳河南蔣發。』

王宗是內家拳家，王宗岳是太極拳家。兩種拳法，雖均附會於張三丰，然試取兩家的練法，打法，色名，拳套名稱來比較，便知其截然不同。關百益沒有把這弄清楚，於是神疑心內家拳家王宗，即是太極拳家王宗岳，連二人相異的籍貫，也忽略了過去，這種考據方法，未免粗疏可笑。

關百益受許禹生之託而爲校訂太極拳經，這在太極拳勢圖解中曾經提到過的。所以關氏之說，爲許氏所深信不疑，他相信王宗岳即王宗，同時因爲王宗是關中人，關中卽陝西省，西安是陝西省的省會，於是就產生出『西安人王宗岳』這個附會來。以上這些話，吾想許禹生是不會否認的吧。至其『溫州陳州人多從之學』那話，想必從漁洋所述內家拳源流『宗傳溫州陳州同』那句話來的。觀其句中人多二字，决非乎民誤植，而是將人名變爲地名，豈非笑話。『王宗岳傳河南蔣發』那話，不知其何所根據？如此莫知所云的附會，眞敎人夠咋舌！

許氏之後的武藝著述，跟着盲從，附會的，如陳秀峯太極拳眞譜：

『武當山眞仙張三丰傳山右王宗岳，山右王宗岳傳河南溫縣陳州同。』

秀峯是楊班侯的弟子，又爲班侯的親同鄉，大概他是知道楊家的太極拳，是由河南溫縣陳氏得來，而不是由浙江溫州傳去的，所以他大胆地把陳州同的籍貫修改爲溫縣。同時，這位陳秀峯先生，竟不知陳州同是明朝嘉靖間人，更自鼓自吹地附會着說：

『山右王宗岳傳河南溫縣陳州同，溫縣陳州同傳廣平府南關楊班侯，廣平府楊班侯傳是城西鄉何營村文生陳秀峯，班侯鎗法天下第一奇絕，秀峯刀法天下無雙。』

徐哲東於其民十七出版的國技論略中也說：

『溫州陳州同，從王宗岳學。王宗岳又授河南蔣發。』

徐哲東的國技論略，是一部用考據方法來敍述中國武藝的著作。其中考異辨譌，頗具相當的見解；可是，他竟相信陳州同，蔣發是王宗岳的弟子，而不去考證一下，也不以之入存疑篇中，以待他人之考訂，率然盲從，顯然減少了這一著作的價值。

楊澄甫於其民二十出版的太極拳使用法中說：

『三丰師傳山右王宗岳，王宗岳先師傳浙東，河南。』

楊澄甫雖則相信關百益那類的所謂考據，然而他比陳秀峯聰明多了，他知道溫州在浙東，溫縣在河南，他祖傳的太極拳是由河南得來的，所以他把關百益，許禹生二人的話，綜合起來，說王宗岳傳的是浙東，河南兩處。

王宗岳的師承，王宗岳的傳授，在太極拳經上是考據不出來的，武藝著作家，偏要附會出一串上承下接的師弟來，可謂極盡編造扯謊之能事。不但王宗岳的傳受源流如是，卽

王宗岳的籍貫，

何嘗不是如是的呢！因爲關百益疑王宗卽是王宗岳，又因爲王宗是關中人，於是許禹生第一個在其太極拳勢圖解中，編造出王宗岳是西安人，不知太極拳經上，只記載王宗岳

是山右人，山右者，今稱山西，以其在太行山之右也。關百益疑關中的王宗，卽山右的王宗岳，已是粗心之至，許禹生不知關中爲陝西省之總稱，西安乃陝西省的府治，竟把關中變爲西安，豈非天大笑話。依聲學舌繼許之後的，有：民十七出版的吳圖南科學化的國術太極拳，民二十一出版的田鎭峯太極拳，萬籟聲原式太極拳圖解等書，這種附會，盲從的態度，恐怕除了武藝著作家以外，是少見的吧！其次

王宗岳的時代，

也多是臆測之辭，按內家拳所附會的張三丰，是宋徽宗時人，太極拳著作家之間，把王宗岳列爲張三丰的門徒，這無疑是主張王宗岳爲宋時人了。創這一說者爲關百益，而盲從關的，有：陳秀峯的太極拳眞譜，楊澄甫的太極拳使用法等書。

許禹生則編造王宗岳爲元世祖時人，而盲從許的，有田鎭峯的太極拳、萬籟聲的原式太極拳圖解等書。

原書缺頁

芳辰處，表演長拳半趟。先生謂：「斯術雖脫胎於十三式，其顯明易懂之理法與功用，實較十三式爲廣」。余甚佩芳辰先生之治技而能知技也。蓋於民元之前，經倪成玉君之介紹，得識許占鰲先生。許謂：「斯術確爲王宗岳嫡派，因傳流甚尠，故世人多知有長拳，特不知長拳之何若？至近今所謂長拳者，皆由十三式從而翻之，甲乙顛倒，先後互移，斯與此長拳有別矣」。余聆斯言，如獲至寶，秘而不宣者十餘年。而余友姚君已得斯術三昧，余則自愧仍未窺堂奧也。蓋許先生爲郭雲深之弟子，與余師兆東先生爲同輩，德高望重，決無妄語，聞其太極得自友傳，而非師授，故同門多未知其精太極。茲擬太極拳出版後，續邀姚君馥春，合編此太極長拳，以公同好，特述許先生言如上。』

姜，姚自稱得王宗岳發明的長拳之嫡傳，其立意無非在標榜罷了。二人惟恐不能取信於社會，所以把許占鰲說得如何德高望重，證明他決無妄語，以爲自已所得到的嫡傳來保證。其實拳家的扯謊，自古已然，於今爲烈，姜，姚又豈能免此。查姜，姚所練的太極拳，與楊派大同小異，書中所列的圖勢，色名，其間雖稍稍有些異點，然而彼此對照起來，總不能否認是楊派的支流，但其太極拳講義中却要說他們所練的太極拳，是陳耕雲之子某以友誼資格傳定州許占鰲，許傳湯士林，倪成玉等，湯傳姜，姚二人。按不佞在陳溝親見耕雲曾孫照旭演練其世代相傳的老架十三勢，與時下楊派大異其趣，因而考知楊派之祖楊福魁，已將照旭高祖陳長興所傳者改變其面目。（詳拙著太極拳史的研究。）故凡曾目覩兩家練法之人，一望而知其區別，姜，姚襲楊派之形貌，想要去冒充陳派底嫡傳，只能騙騙那些眼界不廣的人而已，陳耕雲之子某傳太極拳於姜，姚的師祖這話，不是姜姚在那裏扯謊，便是他們的師祖許占鰲在那裏扯謊，拿這件事來作證，許占鰲的德望，似乎不能保證長拳爲王宗岳發明的東西，何況據吾親詣陳溝調查之所得，陳耕雲的子孫，都不會太極長拳，太極長拳，在陳耕雲之父陳長興那時早已失傳，現在只有拳譜還可以找到。同時，太極拳經上，也找不出長拳是王宗岳發明的根據來。

數年前，不佞在北平廠肆得陰符鎗譜與太極拳經合鈔本一册。鎗譜之前，有乾隆乙卯——五十九年佚名氏敍一篇，敍中說

陰符鎗是山右王先生發明的。

其說如左：

『山右王先生，自少時經史而外，黃帝，老子之書及兵家言，無書不讀，而兼通擊刺之術，鎗法其尤精者也。蓋先生深觀於盈虛消息之機，熟悉於止齊步伐之節，簡練揣摩、自成一家，名曰陰符鎗。噫！非先生之深於陰符，而能如是乎？

辛亥歲，先生在洛，即以示予。予但觀其大略，而未得深悉其蘊，每以爲憾！予應鄉試居汴。而先生適館於汴，退食之餘，復出其稿示予。乃悉心觀之。先生之鎗，其潛也若藏於九泉之下，其發也若動於九天之上，變化無窮，剛柔相易，而其總歸於陰之一字、此誠所謂陰符鎗者也。

先生常謂予曰：「予本不欲譜，但悉心於此中數十年，而始少有所得，不以公諸天下，□□□□□，□□□□□！」於是將鎗法集成爲訣，而明其進退變化之法，囑序於予，因誌其大略而爲之序云。」

這山右王先生是誰呢？吾以爲卽是王宗岳。玆將

山右王先生就是王宗岳

的證據，述之於后。

陰符鎗總訣云：

『身則高下，手則陰陽，步則左右，眼則八方。陽進陰退，陰出陽回，粘隨不脫，疾若風雲。以靜觀動，以退敵前，審機識勢，不爲物先。下則高之，高則下之，左則右之，右則左之。剛則柔之，柔則剛之，實之虛之，虛則實之。鎗不離手，步不離拳，守中禦外，必對三尖。』

訣中高下，左右，剛柔，虛實，進退，動靜，陰陽，粘隨，一一與太極拳經理論吻合，這是山右王先生卽王宗岳的一證。

太極拳經上的王宗岳籍山右，陰符鎗譜敍中的王先生也籍山右，這是山右王先生即王宗岳的又一證。

太極拳經與陰符鎗譜合鈔在一起，其理論與文采，兩者又相合致，苟非同一人的著作，沒有這般巧合的事，這是山右王先生即王宗岳的又一證。

有以上這些證據，證明了山右王先生，即是著太極拳經的王宗岳，在另外沒有找到別的新證據可以修正此說之前，大概不算十分武斷吧！

這陰符鎗譜與太極拳經之間，倘有春秋刀殘譜一種，其刀法現倘爲陳溝傳習，刀譜亦可在陳溝拳家之間鈔得，據此以觀，王宗岳得陳溝之傳者，不單是太極拳一種，

陳溝的春秋刀，王宗岳也兼得其傳。

茲將民國二十年不佞在陳溝所得的春秋刀譜與這殘譜，幷錄於後，以資考證。

春秋刀殘譜：

王宗岳考　一四

『關聖提刀上霸橋，白雲蓋頂逞英豪。—原文豪作傢。—上三刀嚇殺許褚，下三刀驚退曹操。白猿托刀往上砍，一捌虎就地飛來—原文飛作非。—分鬃刀難遮難擋，十字刀劈壞—原文壞作腰。—胸膛。□□□□□□□，磨腰刀古樹盤根，左插花往上急砍，舉刀磨旗懷抱月。舞花撒手往上騰，落在懷中又抱月。起刀反身往上冲，刺回一舉嚇人魂，插花往左定—下缺。』

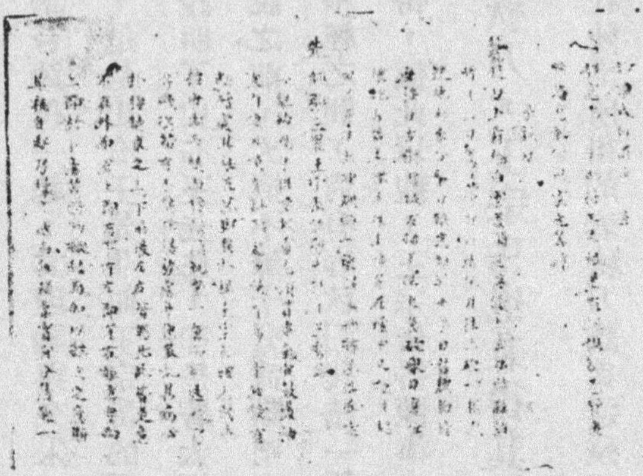

春秋刀殘譜，在陰符鎗譜七絕與太極拳十三勢論之間。—廠本。

陳溝春秋刀譜：

『關公提刀上霸橋，白雲蓋頂逞英豪。上三刀嚇殺許褚，下三刀驚退曹操。白猿拖刀往上砍，一捌虎就地飛來。分鬃刀難遮難當，十字刀劈砍胸懷。翻身一刀往上砍，磨腰刀回又盤根。左插花往上急砍，舉刀磨旗懷抱月。五花撒手往上磨，落在懷中又抱月。牽刀翻身往上砍，刺回一舉嚇人魂。翻花往左定下勢，白雲蓋頂又轉回。右插花翻身往上砍，再舉青銅砍死人。翻花往左定下勢，白雲蓋頂又轉回。挑袍翻身猛回頭，十字分鬃直扎去。花刀轉下銅翻杆，左右插花誰敢拒。花刀轉下鐵門閂，捲簾倒退誰遮閉。花—花下當脫一字。—左右往上砍，十字一刀忙舉起。春秋刀過沍關內。」

十字刀與磨腰刀之間，陳溝刀譜，較殘譜多「翻身一刀往上砍」之句，其餘雖文字微有差異之處，然與吾的論證是不相背馳的。接着，再來研究

王宗岳是怎樣一個人物？

陰符鎗譜佚名氏的敍告訴我們：王宗岳是山西人。他的治學，自少時經史而外，黃帝、老子之書及兵家言，無書不讀。辛亥歲，乾隆五十五年，他在洛，其後館於汴。他兼通擊刺之術，尤精於鎗法，他悉心於此中者數十年，深觀於盈虛消息之機，熟悉於止齊步

伐之節，簡練揣摩。自成一家，名曰陰符鎗。又將鎗法集成爲訣，以公天下。敍末署乾隆乙卯，證明了他於乾隆五十九年尙還健在。他怎樣學得太極拳的呢？陰符鎗譜敍中不是說過他在汴，洛之間處過館的嗎！太極拳的發源地，在河南懷慶府溫縣陳溝村，——一稱陳家溝，或稱陳家溝子，簡稱陳溝。如果我們要從開封或洛陽前去，只要乘隴海車由開封之西，洛陽之東的汜水，渡黃河十餘里地便到。因爲汜水介於汴，洛之間，而溫縣則在汜水的對岸，明白了上述的地理、王宗岳之學得太極拳，當卽在其居留洛，汴的時期中。以鈔本中的春秋刀譜來看，他不但學得陳溝的太極拳，并且學得陳溝的春秋刀等武藝。他的武藝著作理論，受黃，老思想的影響，這也是佚名氏在敍中明白告訴我們的。

進一步，要討論的是：

太極拳經是否王宗岳的著作？

太極拳經除同，禹，圖，鎮四本外，均有如左的一節註：

『此係武當山張三豐老先師遺論—百本：此作右，豐作丰，無先字。秀本：此句作武當山眞仙張三峯老師遺論。容本：此句作以上係三丰祖師所著。—欲天下豪傑延年養生，—百，容二本：養生作益壽。—不徒作技藝之末也。』

右註，澄，微，鑑，致四本，都在十三勢論，太極拳解二篇之後。廉，百二本，都在太極拳論之後，文本在十三勢論之後。秀本在拳經全文之首。容本則註在十三勢論，太極拳論，太極拳解三篇之後。這九本註的地位，彼此不同，究竟那一篇是張三丰著的？那一篇是王宗岳著的？這批太極拳著作家，將瞠目無以對吧！這一節註，如果說王宗岳自己因爲張三丰的神仙名重，假託了這位道人，以遂其文章登龍之術，那麼，他所著的陰符鎗譜，爲何不同樣地也借重張三丰呢？陰符鎗譜且不肯假託古人，何況太極拳經？更就太極拳產生的時期來說，此拳爲温縣陳溝村陳王廷所發明，王廷，明末淸初人，國亡後隱居，取戚繼光三十二勢拳經，和黄庭經吐納之術，來創造出太極拳，這是在其遺詩及陳氏家譜中可以證明出來的。（詳見拙著戚繼光拳經。）張三丰至少是元末明初人，與王廷相去三百年，不但奉張三丰爲太極拳鼻祖、出於附會，卽太極拳經中的一部、說是張三丰所遺留，也是受附會者所欺，况以太極拳經的整個內容來看，不僅其本身的文體，完全一致，與陰符鎗譜的文體，甚至理論，亦無不同，足見太極拳經這一著作，出自山右王先生宗岳一手的推論，不是武斷的。至後人之所以附會於張三丰者，大概體驗到此拳演練之法，與道家養生之術有貫通之處，同時，民間張三丰的印象，影響了這位好爲附會的先生，註在王宗岳著作之後，這是很可能之事。玆將數百年來民間對於張三丰印象深刻與普遍的原因敍述於後，以明王宗岳太極拳經的一部，附會於張山丰的來由。

明史方伎傳所記的張三丰：

「太祖故聞其名、洪武二十四年，遣使覓之，不得。永樂中，成祖遣給事中胡濙，偕內侍朱祥，齎璽書香幣往訪，遍歷荒徼，積年不遇。乃命工部侍郎郭璡，隆平侯張信等，督丁夫三十餘萬人，大營武當宮觀，費以百萬計，既成，賜名太和太岳山，設官鑄印以守。天順三年，英宗賜誥贈爲通微顯化眞人。」

明史胡濙傳：

「惠帝之崩於火，或言遯去，諸舊臣多從者。帝疑之，遣濙頒御製諸書，幷訪仙人張邋遢，徧行天下州，郡，鄉，邑，隱察建文帝所在。」

讀了以上兩傳，可見成祖因太祖曾訪過張三丰，便借此爲題，遣胡濙借內侍去隱察建文帝安在。成祖爲甚麼要做這套把戲呢？當然爲了政治上的顧忌，這是毫無疑義的。胡濙在外訪了十餘年，訪得惠帝遯去的消息不實，乃悉以所聞奏對。永樂爲遮蓋天下耳目計，大營武當宮觀，這就是所謂假戲眞做之法。但，民間因胡濙表面上到處去訪求張三丰，故毘陵見聞錄有胡老尙書赶張邋遢之語，加之丁夫三十餘萬人，大營武當宮觀，既成之後，又設官鑄印以守，天順三年，英宗更仰體先人之意，賜誥爲通微顯化眞人，這些都是十分發動社會視聽的事，因此，有明一代，民間對於張三丰印象的普遍與深刻，適非其他道家可比。明亡以後，雍正年間的汪夢九，道光年間的李西月，還替這位邋遢道人編全集，足見其影響的久遠而不衰，這便是一切附會之所由。後人把王宗岳所著的太極拳經的一部來附會於張三丰，一方由於太極拳運氣之法，與道家養生之術相通，一方由於民間張三丰印象的普遍與深刻，造成了附會的因素，而思想滯留於數世紀以前的拳家，或則限於知識的淺薄，或則作爲安身立命的法門，於是附會妖妄，標榜神仙，盲從瞎說之風，遂彌漫於武藝作家之間。

王宗岳太極拳經

唐豪編

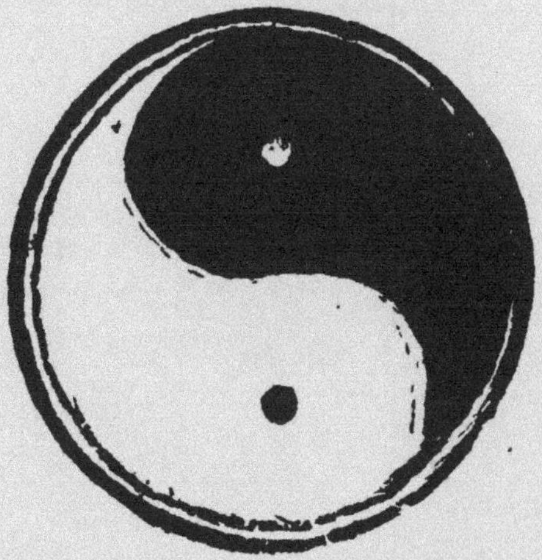

武藝叢書

第一輯之四

目錄

太極拳經（王宗岳）

目錄　二

太極拳經

（王宗岳）

一　十三勢論

一舉動，週身俱要輕靈，尤須貫串。圖本：尤作猶。氣宜鼓盪，神宜內練，澄，微，文，百，鑑，致，圖，容，鎮九本：練作斂。無使有缺陷處，微，容二本：均無此句。鎮本：此句在無使有斷續處之後。無使有高低處，澄，微，文，鑑，致，圖，容，鎮八本：高低均作凸凹。無使有斷續處。鎮本：處作時。其根在於脚，澄，微，百，鑑，致，圖，容，鎮八本：均無於字。發於腿，主宰於腰，行於手指，澄，微，鑑，致，圖，容，鎮七本：行作形。由脚而腿而腰，總須完整一氣，向前退後，乃得機得勢，澄，文，圖，三本：乃下多一能字。有不得機得勢處，文本：有上多一若字，機下多一不字。身便散亂，其病必於腰腿求之，鑑本：腰腿作腿腰。上下前後左右皆然。鎮本：此句作上下左右前後皆然。凡此皆是意，容本：無是字，皆下註在心三字。文本：是下多一在字。不在外面，百本：無面字。文本：此句下尚多而在內也四字。有上卽有下，澄，微，文，百，鑑，致，圖，容，鎮九本：此句下多有前卽有後五字、澄本：卽作則。有左卽有右，澄本：卽作則。如意要向上，圖本：要作欲。卽寓下意，文本：無意字。若將物掀起而加以挫之之意，澄，微二本：意作力。容本：此句作皆之將植物掀起而加以挫折之力。斯其根自斷，百本註：斯一作斷。乃壞之速而無疑。容本：此句作損壞之速乃無疑。虛實宜分清楚，一處自有一處虛實，澄，文二本：無自字。處處總此一虛實，文，百二本：此作有。文本：虛下多一一字。週身節節貫串，勿令絲毫間斷耳。澄，微，鑑，致，圖，鎮六本：勿均作無。

（註）圖本無此篇。

二 太極拳論

太極者，無極而生，秀本：無上多一本字。百本：無上多一由字。禹，鑑，致，圖，鎮五本：句下多動靜之機四字。陰陽之母也。動之則分，靜之則合，無過不及，隨曲就伸，同，微，容，鎮四本：曲作屈。人剛我柔謂之走，我順人背謂之粘，容本：我順人背作人背我順。圖本：背作逆。澄，微，鑑，致，圖，容，振七本：粘作黏。動急則急應，圖本：應下多謂之速三字。動緩則緩隨，圖本：隨作應，應下多謂之隨三字。雖變化萬端，而理爲一貫。同本：爲作惟。微本：理爲作惟性。文本：爲作惟。容本：此句作而理與性惟一貫。由着熟而漸悟懂勁，容本：悟作至。由懂勁而階及神明，文本：階及作漸及。然非用力，澄，微，秀，禹，百，鑑，致，圖，容，鎮十本：力下多之久二字。文本：力作功，下多至久二字。不能豁然貫通焉。虛領頂勁，微，秀，鎮三本：領作靈。容本：無此句，氣沈丹田，容本：無此句。不偏不倚，圖本：作中立不依。忽隱忽現，圖本：作乍隱乍現。左重則左虛，容本：重作實。秀本：則左之左字作右。圖本：虛上多一必字。右重則右虛，秀本：則右之右字作左。圖本：虛上多一必字。同，澄，微，秀，禹，百，鎮七本：虛作杳。圖本：虛作輕，其下多虛實兼到一句。仰則彌高，同，澄，微，文，秀，禹，百，鑑，致，容，鎮十一本：仰下多一之字。圖本：此句作仰高鑽堅。俯則彌深，同，澄，微，文，秀，禹，百，鑑，致，容，鎮十一本：俯下多一之字。圖本：無此句。進之則欲長，文，鎮二本：進作近。同，澄，微，文，秀，禹，百，鑑，致，容，鎮十一本：欲作愈，圖本：無欲字。退之則欲促，同，澄，微，文，秀，禹，百，鑑，致，容，鎮十一本：欲作愈，圖本：無欲字。一羽不能加，蠅蟲不能落，禹，鎮二本：蠅作一。秀本：蟲作蚊。禹，鎮二本：蟲作蠅。人不知我，我獨知人，英雄所向無敵，容本：英作豪。蓋皆由此而及也。澄，微，鎮三本：無皆字。圖本：此句作蓋皆由於此也，容本：此句作蓋皆由潛而及也。文本：此句下多無力純剛四字。斯技旁門甚多，雖勢有區別，概不外乎壯欺弱，文本：概下多一惟字。同，鎮[illegible]本：無乎字。慢讓快耳。有力打無力，禹本：打作讓。手慢讓手快，是皆先天自然自能，同本：是作此。澄，微，文，秀，禹，百，鑑，圖，容，鎭十本：自能作之能。非關學力而有爲也。文，禹，百三本：有下多一所字。同，澄，秀，容四本：無爲字。察四兩撥千斤之句，澄本：句作力。顯非力勝，文本：此句作顯非蠻力所能勝。觀耄耋能禦衆之形，澄本：衆下多一人字。圖本：形作情。快何能爲？立如平準，文本：立上多一在字。圖本：立上多一惟字。澄本：如作及。容本：平作秤。活似車輪，偏沉則隨，雙重則滯，每見數年純工，同，澄，微，文，秀，禹，百，鑑，圖，容，鎭十一本：工作功。不能運化者，率皆自爲人制，文本：無率字。微，容二本：無皆字。文本：句下多卒不能制人者則七字。雙重之病未悟耳。惟欲避此病，同，澄，秀，禹，鑑，致，圖，容，鎭九本：無惟字。百本：惟作故。微本：惟作若。文本：病上多一弊字。須知陰陽，粘卽是走，微，鑑，致，圖，振，容，鎭七本：粘作黏。走卽是粘，微，鑑，致，圖，振，容，鎭七本：粘作黏。陰不離陽，同，秀二本：陰作陽，陽作陰。陽不離陰，同，秀二本：陽作陰，陰作陽。陰陽相濟、方爲懂勁，懂勁後愈練愈精，默識揣摩，漸至從心所欲，本是舍己從人，多悞舍近求遠，所謂差之毫釐，微本：所作斯。百本：差作謬，謬之千里，百本：謬作差。微，鑑，致，振，容五本：之作以。學者不可不詳辨焉。是爲論。

三　太極拳解

長拳者，如長江大海，容本：海作河。滔滔不絕。微，鑑，致，容四本：絕下多一也字。十三勢者，文本：十上多一純字。掤，攌，擠，按，採，挒，肘，靠，秀本：攌作擴。此八卦也。進步，退步，左顧，右盼，中定，此五行也。合而言之，曰十三勢也。文本：此句作十三勢者。容本：無也字。掤，攌，擠，按，秀本：攌作擴。即坎，離，震，兌，鑑，致二本：此句作乾，坤，坎，離。四正方也。採，挒，肘，靠，即乾，坤，艮，巽，鑑，致二本：此句作巽，震，兌，艮。四斜角也。本容，角作方。進，退，顧，盼，定，鑑本：定作停。即金，木，水，火，土也。百本：此句作水，火，木，金，土也。容本：此句作水，火，金，木，土也。

(註)他本無篇名，今從百本。

同本此篇，文字前後，微有不同，作：『長拳者，如長江大海，滔滔不絕。十三勢者，分掤，攦，擠，按，採，挒，肘，靠，進，退，顧，盼，中定。掤，攦，擠，按，即坎，離，震，兌，四正方也。採，挒，肘，靠，即乾，坤，艮，巽，四斜角也，此八卦也。進步，退步，左顧，右盼，中定，此金，木，水，火，土也，五行也。總而言之，曰十三勢也。』

鎮本：無『長拳者，如長江大海，滔滔不絕』一節。十三勢者一節，作『十三勢者，掤，攦，擠，按，採，挒，肘，靠，進，退，顧，盼，中定是也。』

四 十三勢歌

十三總勢莫輕視，澄本：總勢作勢來。鑑，致，振，三本：總作勢。命意源頭在腰膝。澄本：膝作際。同，微，秀，鑑，致，圖，振，容，鎮九本：膝作隙。文本：膝作跨。變轉虛實須留意，氣遍身軀不少痴。澄，微，文，秀，鑑，振，容，鎮八本：痴作滯。靜中獨動動尤靜，澄，微，文，秀，百，鑑，致，圖，振，容，鎮十一本：獨作觸。澄，微，文，百，鑑，致，圖，振，容，鎮，十本：尤作猶，秀本：尤作又。因敵變化是神奇。澄，微，文，鑑，致，圖，振，容，鎮九本：是作示。秀本：是作施。勢勢存心揆用意，同本：揆作窺。微，文，容，鎮四本：存作揆。百，圖二本：存作留。微，文，容，鎮四本：揆作須。百本註：揆用意，一作確着意。得來不覺費工夫。鑑，致，振三本：工作功。圖本：得來不覺費工夫，作得來工夫不顯遲。刻刻留意在腰間，同本：意作心。腹內鬆淨氣騰然。尾閭中正神貫頂，秀本：神作直。同，圖二本：中正作正中。滿身輕利頂頭懸。文本：身作心。仔細留心向推求，秀本：向作去。屈伸開合聽自由。入門引路須口授，工夫無息法自修。鑑，致，振三本：工作功。秀本：工夫作功用。同，澄，微，文，秀，容，鎮七本：修作休。若言體用何爲準？意氣君來骨肉臣。想推用意終何在？同，秀二本：想作詳。益壽延年不老春。歌兮歌兮百四十，微，容二本：四十作卌字。字字真切已無遺，同，澄，微，文，鑑，致，蜀，振，容，鎮九本：已作義。秀本：已作意。若不向此推求去，枉費工夫貽嘆惜。同，秀，二本：貽作遺。澄，微，鎮三本：惜作息。

五　打手歌

掤，攦，擠，按須認真，秀本：攦作攄。鎮本：掤攦作攦掤。上下相隨人難進，任他聚力來打咱，秀本：他作君。同，澄，微，文，秀，百，鑑，致，蜀，容，鎮十一本，聚作巨。百本：咱作偕。同，微，鑑，致，蜀，容，鎮七本：咱作我。牽動四兩撥千斤。引進落空合即出，蜀本：進作入。百本註：合一作佮。粘連黏隨不丟頂，鑑，致，圖，振四本：粘作黏。秀本：丟頂作頂丟。百本註：案前論四兩撥千斤之句，顯非力勝，觀耄耋能禦衆之形，快何能爲等句，知粘連黏隨不丟頂下，尚有□□□□□□□，□□耄耋能禦衆十四字，合上三韻，共成四韻，然參觀他本，亦至不丟頂而止，則知其下一韻佚之久矣。

又曰：彼不動，己不動，彼微動，己先動。容本：此句作已意已動。勁似鬆非鬆，同，澄，微，文，百，圖，容七本：無勁字。將展未展，勁斷意不斷。

(註)彼不動一節，同，澄，秀三本，列十三勢行工心解之後，容本將此節割裂爲二，彼不動至已意已動，列太極十三勢論之前，似鬆非鬆至勁斷意不斷，列十三勢行工心解之末，勁斷意不斷下，多藕斷絲亦連五字。

六　十三勢行工心解

以心行氣，務令沉着，同本：無令字。乃能收斂入骨。以氣運身，務令順遂，同本：無令字。乃能便利從心。精神能提得起，容本：無能字。則無遲重之虞，百本註：虞一作處。所謂頂頭懸也。容本：頂頭作頓頂。意氣須換得靈，同本：換作還。容本：無須字。乃有圓活之趣，微，容，鎮三本：趣作妙。圖本：之趣作趣味。所謂變動虛實也。同，微，秀，百，容，鎮六本：動作轉。文本：動作化，實下多一是字。發勁須沉着鬆淨，鑑本：勁作動。專主一方。澄本：專上多一須字。同，秀，百三本：主作注。秀本：方下多一也字。立身須中正安舒，支撐八面。微，容，鎮三本：支撐作撐支。行氣如九曲珠，無微不至。鑑，致，振三本：微作往。百，鑑，致，圖，振五本：至作利。同，微，文，秀，容，鎮六本：至作到。（氣遍身軀之謂，同本：此句作所謂氣遍身軀也。圖本：謂下多一也字，作正文。微，容，鎮三本：無此句。）運勁如百鍊鋼，文，鑑二本：勁作動。文本：鋼上多一之字。何堅不摧。澄本：何作無。形如捕兔之鵠，同，微，秀，鑑，致，圖，振，容，鎮九本：捕作搏。微，容二本：鵠作鶻。文本：此句作形如搏鳥之鶻、神如撲鼠之貓。同，微，文，百，鑑，致，振，容，鎮九本：撲作捕。靜如山岳，動似江河。微，鑑，致，振，容五本：似作若。蓄勁如開弓，微，容二本：

開作張。秀本：開作彂，發勁如放箭，曲中求直，蓄而後發，力由脊發，（秀本：脊作腰。）步隨身換，收即是放，（微，文，容，鎮四本：下多放即是收一句。）斷而復連，往復須有摺疊，進退須有轉換，（秀本：須作要。鑑，鎮二本：有作由。）極柔輭，然後極堅硬，（同，澄，微，秀，百，容，六本：硬作剛。）能呼吸，然後能靈活，氣以直養而無害，（文本：以作宜。）勁以曲蓄而有餘。心爲令，氣爲旗，腰爲纛，先求開展，後求緊湊，乃可臻於縝密矣。（文本：乃作方，於作至。秀本：縝作愼。文本：矣作也。）

又曰：先在心，後在身，腹鬆，（微，文，容三本：鬆下多一淨字。岡本：無此二字。）氣斂入骨，（圖本：氣上多以心行三字。秀本：骨下多三分靠胳膊五字。文本：骨下多一髓字。）神舒體靜，刻刻在心，（秀本：刻刻下多兩儀二字。同，秀二本：在作存。）切記一動無有不動，一靜無有不靜，（同本：句下多視動猶靜，視靜猶動八字。）牽動往來氣貼背，文本：背下多一脊字。秀本：此句作牽往來氣。歛入骨，容本：歛上多一復字。同，微，文，百，致，圖，振，容，鎮九本：骨上多一脊字。秀本：無此句。內固精神，外示安逸，邁步如貓行，運勁如抽絲，鑑，鎮二本：勁作動。全神意在精神，同，澄，微，文，秀，圖，容七本：全神之神作身。秀本：意下多一思字。同，秀，圖三本：精作蓄。不在氣，在氣則滯，有氣者無力，無氣者純剛，同本：無作養。圖本：此句下多即得乾坤行健之理所以十字。氣如車輪，秀本：氣作肢。致，鎮二本：如作若。腰如車軸。鎮本：如作若。容本：如作似。文本：軸下多是也二字。圖本：軸下多一也字。

（註）圖本：『先在心，後在身，以心行氣，歛入骨，神舒體靜，刻刻在心』等句。在腰如車軸也之後。百本：『刻刻在心切記』六字，作註不作正文。

七　十三勢名目

攬雀尾。單鞭。提手上勢。白鶴亮翅。摟膝拗步。手揮琵琶勢。進步搬攔捶。如風似閉。抱虎歸山。攬雀尾。肘底看捶。倒輦猴。斜飛勢。提手上勢。白鶴亮翅。摟膝拗步。海底針。扇通背。撇身捶。却步搬攔捶。上勢攬雀尾。單鞭。雲手。高探馬。左右分脚。轉身蹬脚。進步栽捶。翻身撇身捶。反身二起脚。上步挫捶。雙風貫耳。披身踢脚。轉身蹬脚。斜單鞭。野馬分鬃。玉女穿梭。單鞭。雲手下勢。金雞獨立。倒輦猴。斜飛勢。提手上勢。白鶴亮翅。摟膝拗步。海底針。扇通背。上勢攬雀尾。單鞭。雲手。高探馬。十字擺連。摟膝指膛捶。上勢攬雀尾。單鞭下勢。上步七星。退步跨虎。轉脚擺連。彎弓射虎。上步攬雀尾。合太極。

同本：

懶扎衣。單鞭。提手上勢。白鵝亮翅。摟膝腰步。手回琵琶勢。摟膝腰步。手回琵琶勢。上步搬攬捶。如封似背。抱虎推山。單鞭。肘底看捶。倒攆猴。白鵝亮翅。摟膝拗步。手回琵琶勢。按勢青龍出水。三通背。單鞭。抎手。高探馬。左右起脚。轉身蹬一脚。踐步打捶。翻身二起。披身。踢一脚。蹬一脚。上步搬攬捶。如封似背。抱虎推山。斜單鞭。野馬分鬃。單鞭。玉女穿梭。單鞭。抎手。下勢。更鷄獨立。倒攆猴。白鵝亮翅。摟膝拗步。三通背。單鞭。抎手。高探馬。十字脚。上步指膽捶。上步七星。下步跨虎。轉脚擺蓮。彎弓射虎。雙抱捶。

澄本：

太極起式。攬雀尾。單鞭。提手上式。白鶴亮翅。摟膝拗步。手揮琵琶式。左右摟膝拗步三個。手揮琵琶式。進步搬攬錘。如封似閉。十字手。抱虎歸山。肘底看錘。左右倒攆猴。斜飛式。提手上式。白鶴亮翅。左摟膝拗步。海底針。山通臂。撇身錘。上步

太極拳經

搬攬錘。攬雀尾。單鞭。左右抎手。單鞭。高探馬。左右分脚。轉身蹬脚。左右摟膝抝步。進步栽錘。翻身二起。左右披身伏虎式。回身蹬脚。雙風貫耳。左蹬脚。轉身右蹬脚。上步搬攬錘。如封似閉。十字手。抱虎歸山。斜單鞭。左右野馬分鬃。上步攬雀尾。單鞭。玉女穿梭。上步攬雀尾。單鞭。抎手。單鞭下勢。金鷄獨立。左右倒攆猴。斜飛式。提手上式。白鶴亮翅。摟膝抝步。海底針。山通背。白蛇吐信。上步搬攬錘。進步攬雀尾。單鞭。抎手。單鞭。高探馬代穿掌。轉身十字腿。進步指膛錘。上勢攬雀尾。單鞭下式。上步七星錘。退步跨虎式。轉身雙擺蓮。彎弓射虎。上步搬攬錘。如封似閉。十字手。合太極。

文本：

太極出勢。攬雀尾。（掤攦擠按。）單鞭。提手上勢。白鶴展翅。左摟膝抝步。手揮琵勢。左摟膝抝步。右摟膝抝步。左摟膝抝步。手揮琵琶勢。進步搬攔捶。如封似閉。十字手。抱虎歸山。（掤攦擠按。）斜單鞭。肘底捶。左倒攆猴。右倒攆猴。斜飛勢。提手上勢。白鶴展翅。左摟膝。海底針。蟾通背。轉身撇身捶。上步搬攔捶。上勢攬雀尾。(掤攦擠按。)單鞭。右雲手。左雲手。單鞭。高探馬。右分脚。左分脚。轉身蹬脚。左右摟膝拗步。進步栽捶。轉身撇身捶。進步搬攔捶。右蹬脚。左右打虎勢。右蹬脚。雙風灌耳。左蹬脚。轉身右蹬脚。上步搬攔捶。如封似閉。十字手。抱虎歸山。(攬雀尾。)(掤攦擠按。)斜單鞭。左右野馬分鬃。上步攬雀尾。(掤攦擠按。)單鞭。左右玉女穿梭。上步攬雀尾。(掤攦擠接。)單鞭。左右雲手。單鞭。斜身下勢。左右金鷄獨立。左右倒攆猴。斜飛勢。提手上勢。白鶴展翅。摟膝拗步。海底針。蟾通背。轉身白蛇吐信。進步搬攔捶。上步攬雀尾。(掤攦擠按。)單鞭。左右雲手。單鞭。高探馬。十字手。轉身單蹬脚。——從前擺連，現經澄甫先生改爲蹬脚。——左摟綠膝指襠捶。上勢攬雀尾。(掤攦擠按。)單鞭。斜身下勢下。上步七星。退步跨虎。轉身雙擺連。彎弓射虎。上步搬攔捶。如封似閉。十字手。合太極。

秀本：

太極拳經

攬切危。如風似閉。打掌單鞭。合十字手。下勢打跺。白鵝亮翅。摟膝打肚掌。要步琵琶勢。再打胸掌。上步搬攬捶。豹虎推山。侍臣鵠立。合手。彎身捶。身後捻步。如風似閉。邪單鞭。肘底看捶。倒捶猴。十字手。開合手。白鵝亮翅。摟膝打肚掌。山桶碑。青龍出水。矮身豎肘。彎身捶。鳳凰單展翅。退步搬攬捶。上步如風似閉。單鞭。雲手。單鞭。高探馬。兩策脚。一登脚。上步指當捶。矮身豎肘。彎身捶。轉脚伏勢。搬攬捶。二起脚。退步伏虎勢。合手連三脚。上步搬攬捶。豹虎推山。侍臣鵠立。合手。彎身捶。身後捻步。如風似閉。邪單鞭。白馬分鬃。如風似閉。單鞭。玉女穿梭。如風似閉。單鞭。雲手。單鞭。下勢。更鷄獨立。倒捻猴。十字手。開合手。白鵝亮翅。摟膝打肚掌。山桶碑。青龍出水。矮身豎肘。彎身捶。鳳凰單展翅。退步搬攬捶。上步如風似閉。單鞭。雲手。單鞭。高探馬。操手打掌。矮身豎肘。十字奔。上步指當捶。上步如風似閉。單鞭。下勢。上步七星。退步胯虎。轉脚擺蓮。彎弓射虎。上步十字手。上步如風似閉。

百本：

攬雀尾。單鞭。提手上勢。白鵝晾翅。摟膝拗步。手揮琵琶勢。進步搬攔捶。如封似閉。抱虎歸山。攬雀尾。肘底看捶。倒攆猴。斜飛勢。提手上勢。白鵝晾翅。摟膝拗步。海底針。扇通背。撇身捶。卸步搬攔捶。上勢攬雀尾。單鞭。雲手。高探馬。左右分脚。轉身蹬脚。摟膝拗步。進步栽捶。翻身撇身捶。進步蹬脚。翻身二起脚。彎弓射虎。披身踢脚。雙風貫耳。轉身蹬脚。上步搬攔捶。如封似閉。抱虎歸山。斜單鞭。野馬分鬃。玉女穿梭。單鞭。雲手下勢。金鷄獨立。倒攆猴。斜飛勢。提手上勢。白鵝晾翅。摟膝拗步。海底針。扇通背。上勢攬雀尾。單鞭。雲手。高探馬。十字擺蓮。摟膝指膛捶。上勢攬雀尾。下勢單鞭。上步騎鯨。退步跨虎。轉脚擺蓮。彎弓射虎。合太極。

參考文獻：

陰符鎗譜太極拳經。——鈔本。

馬同文太極拳譜。——鈔本。

太極拳經

揚澄甫太極拳使用法。——上海福州路神州國光社發行。

陳微明太極拳術。——上海北西藏路致柔拳社發行。

黃文叔太極拳要義。——石印本，與槍，劍，刀合刊，非賣品。

陳秀峯太極拳眞譜。——石印本。

關百益太極拳經。——油印本，非賣品。

許禹生太極拳勢圖解。——北平西單牌樓體育研究社發行。

吳鑑泉太極拳圖。——上海九福公司發行，非賣品。

徐致一太極拳淺說。——上海精武體育會寄售。

吳圖南科學化的國術太極拳。——商務印書館發行。

陳振民馬岳樑合編吳鑑泉氏的太極拳。——上海福州路新中國書店經售。

姜容樵姚馥春合編太極拳講義。——上海山東路武學書局發行。

田鎮峯太極拳。——濟南世界書局大東書局發行。

廠本太極拳經校訂記

（唐　豪）

本書太極拳經正文，是廠本原文而取各本訂正的。

從字義方面訂正的訛字如左：

勁以曲經而有餘的經字，訂正爲蓄字。

從音，形兩方訂正的訛字如左：

玩整一氣的玩字，訂正爲完字。氣遍身區不少滯的區字，訂正爲軀字。

從音，義兩方訂正的訛字如左：

卽於下意的於字，訂正爲寓字。處處總此宜虛實的宜字，訂正爲一字。靜之則和的和字，訂正爲合字。須領頂勁的須字，訂正爲虛字。多悟舍近求遠的悟字，訂正爲悞字。並無一字浮衍陪襯的浮字，訂正爲數字。字字眞切亦無遺的亦字，訂正爲已字。枉費工夫噫嘆息的噫字，訂正爲貽字。外是安逸的是字，訂正爲示字。

從形，義兩方訂正的訛字如左：

斯致旁門甚多的致字，訂正爲技字。學者不可不詳辨巫的辨巫二字，訂正爲辨焉。勢勢存心撥用意的撥字，訂正爲揆字。若言休用何爲準與神舒休靜的休字，訂正爲體字。所謂頂頭見也的見字，訂正爲懸字。發勁須沉者鬆淨的者字，訂正爲著字。何堅不推的推字，正訂爲摧字。

從音，形，義三方訂正的訛字如左：

無爲不立的爲立二字，從音、義上將爲字訂正爲做字。從形、義上將立字訂正爲至字

勿令毫絲間斷耳的毫絲二字，訂正爲絲毫。

訂正其倒書者如左：

訂正其脫漏者如左：

腹內鬆淨騰然，淨下脫一氣字；然後堅硬，後下脫一極字，悉爲補入。

各本太極拳經文字同異的原因

（唐豪）

各本太極拳經文字間的大同小異，大概不外左列幾種原因：

一，傳鈔沿訛。

二，本於心得而爲添改。

三，妄自添改。

傳鈔沿訛者，類如校訂記訂正的各字是。

與原文文體不能辨別其出於二手者，祇能認爲歷來太極拳家本於心得所爲之添改。今已不能指出其孰爲原文？孰爲添改之文？但參證各本，其遺辭命意，多本相同而一二本獨異，或文采不類者，亦可察知非爲原文。如：若將物掀起而加以挫之之意，容本作譬之將植物掀起而加以挫折之力。工夫無息法自修，秀本作功用無息法自休。動急則急應，動緩則緩隨，閻本作動急則急應謂之連，動緩則緩應謂之隨。不偏不倚，閻本作中立

各本太極拳經文字同異的原因　二四

不依。忽隱忽現，圖本作乍隱乍現。無氣者純剛下，圖本多即得乾坤行健之理所以十字。參證他本，均可以看出是添改的。

妄自添改的，如：尤須貫串，圖本作猶須貫串。無使有斷續處的處字，鎮本作時。有不得機得勢處，文本機下多一不字。處處總此一虛實，文本作處處總此一虛一實。而理為一貫，徵本作而惟性一貫；容本作而理與性惟一貫。左重則左虛，圖本作左重則左必虛。右重則右虛，圖本作右重則右必輕。仰則彌高，圖本作仰高鑽堅。英雄所向無敵，容本作豪雄所向無敵。蓋皆由此而及也，容本作蓋皆由階而及也。顯非力勝，文本作顯非蠻力所能勝。觀耄耋能禦眾之形，澄本作觀耄耋能禦眾人之形；圖本作觀耄耋能禦眾之情。立如平準，文本作惟在立如平準；圖本作惟立如平準；澄本作立及平準。惟欲避此病，文本作惟欲避此弊病。掤，攦，擠，按須認真，鎮本作，攦，掤，擠，按須認真。乃有圓活之趣，圖本作乃有圓活趣味。氣斂入骨，文本作氣斂入骨髓；氣斂入骨下，秀本多三分靠略膊。刻刻在心，秀本作刻刻兩儀存心。以上只須在修辭方面一看，顯與原文不類，所以可斷其出於妄自添改。

此外原文沿訛，如：百，圖二本無微不利的利字，應加改正而反不改。案成語中只有無往不利及無微不至，而沒有無微不利的成語。

黄梨洲王征南墓誌銘：「三丰爲武當丹士，徽宗召之，道梗不得進，夜夢元帝授之拳法，厥明，以單丁殺賊百餘。」這段神話，只要你是有常識的，你會不會相信？

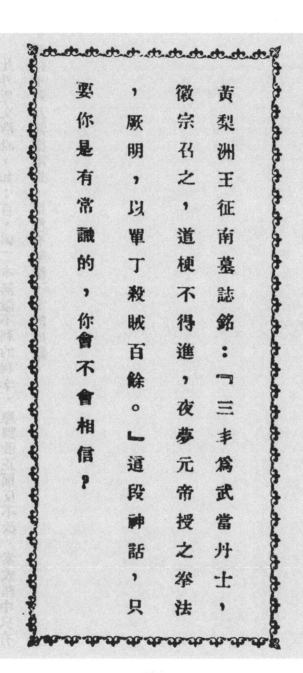

關於太極拳經

（唐豪）

一　太極拳經命名的由來及其篇名

這一著作的原名，在先本不稱經，以陰符鎗的名爲譜來參證，應當稱爲太極拳譜方合。其名爲太極拳經者，始自關百益。

關百益的太極拳經敍云：

『竊謂此拳之妙用，大意以柔克剛，靜制動，順破逆爲主，其旨同於道家，其理合乎儒論。考之陸淸獻太極論曰：「寂而不動，卽太極之陰靜也，感而遂通，卽太極之陽動也，感而復寂，寂而復感，卽太極之動靜無端，陰陽無始也。」此太極性之理，與太極之理，本自相同，其關於身心者一也，尊之曰經，似無不宜。』

太極拳經的篇名，是酌採廠，百二本來的。一舉動的篇名，題爲十三勢論。太極者的，題爲太極拳論　長拳者的篇名，各本都無，關百益題爲太極拳　今從之。十三

關於太極拳經　二七

總勢莫輕視，題爲十三勢歌。以心行氣的篇名，題爲十三勢行工心解。掤，攦，擠，按須認眞，題爲打手歌。攬雀尾等色名，題爲十三勢名目。

二　參校各本的說明

本書太極拳經正文，卽不佞在廠肆所得與陰符鎗譜的合鈔本子。其取以參考校訂附註在正文之下的：計有馬同文太極拳譜鈔本。民國二十年出版的楊澄甫太極拳使用法。民國十四年出版的陳微明太極拳術。民國十八年出版的黃文叔太極拳要義。—石印本—未載出版年月的陳秀峯太極拳眞譜。—石印本—民國十年出版的許禹生太極拳勢圖解。民元出版的關百益太極拳經。—油印本—民國十八年出版的吳鑑泉太極拳圖。民國十六年出版的徐致一太極拳淺說。民國二十年出版的吳圖南科學化的國術太極拳。民國二十四年出版的陳振民，馬岳樑合編的吳鑑泉氏的太極拳。民國十九年出版的姜容樵，姚馥春合編的太極拳講義。民國二十一年出版的田鎮峯太極拳。

廠肆鈔本，簡稱廠本。餘取編著者名號中一字，如楊澄甫太極拳使用法，簡稱澄本是以號著稱者取其號，以名著稱者取其名，不拘拘於義例。

關百益的太極拳經，是許禹生囑他校訂的，其太極拳勢圖解緒言中，有如左之說明：『拳經傳於世者，約有數種，然鈔襲相傳，魚魯莫辨，壬子歲，曾囑關君葆謙校訂。』

三 拳經各篇的排列與標題

廠本：

一，十三勢論，其標題爲先師張三豐，王宗岳傳留太極十三勢論。二，太極拳論，太極拳解兩篇，其標題爲山右王宗岳先師太極拳論，題下有一名長拳，一名十三勢九字。三，十三勢歌。四，十三勢行工心解。五，打手歌。六，十三勢名目。

同本：

一，十三勢名目，其標題爲十三勢架。二，太極拳論，其標題爲山右王宗岳先生太極拳論。三，十三勢歌。其標題爲十三勢行工歌訣。四，打手歌。五，十三勢行工心解，其標題爲打手要言。六，太極拳解，無標題，長拳者之上，有：一名長拳一名十三勢九字。打手歌後之彼不動一節，列十三勢行工心解之末。

澄本：

一，十三勢論，太極拳解兩篇，其標題爲祿禪師原文。二，十三勢名目，其標題爲太極拳十三式。三，十三勢歌。四，打手歌，無標題。五，十三勢行工心解，其標題爲王宗岳原序。六，太極拳論，其標題爲王宗岳太極論。打手歌後之彼不動一節，列十三勢行工心解之末。

徵本：

一，十三勢論，太極拳解，太極拳論三篇，其標題合稱太極拳論。二，十三勢歌。三，十三勢行功心解。四，打手歌。十三勢名目，列目錄。

文本：

一，十三勢論，其標題爲太極拳論。二，太極拳論，太極拳解二篇。其標題合稱王宗岳先師太極拳論，下註一名長拳，一名十三勢。三，十三勢行功心解。四，十三勢歌。五，十三勢名目，其標題爲太極拳名稱。六，打手歌。

秀本：

一，太極拳解，無標題。二，十三勢歌，其標題爲用工歌訣。三，十三勢行工心解，其標題爲十三勢用工心解。四，打手歌。五，太極拳論，其標題爲山右王宗岳先生太極拳論，下註一名長拳，一名十三勢。六，十三勢名目，其標題爲太極拳著勢譜。打手歌後之彼不動一節，列十三勢行工心解之末。

百本：

一，太極拳論。二，太極拳解。長拳者之上，有：太極拳一名長拳，一名十三勢十二字。三，十三勢行工心解。四，打手歌。五，十三勢名目。六、十三勢歌、其標題爲太極十三勢目歌。七，十三勢論，其標題爲太極十三勢總論。

鑑本：

關於太極拳經　　三二

一，十三勢論，太極拳解二篇，其標題合稱太極拳論。二，太極拳論，其標題爲太極拳經，旁註山右王宗岳遺著。三，十三勢歌。四，十三勢行功心解。五，打手歌。六，十三勢名目，其標題爲太極拳姿勢之名稱及其次序。

致，振二本：

各篇排列，與鑑本同。惟十三勢名目，其標題爲太極拳式名稱及其次序，餘與鑑本標題相同。

圖本：

一，太極拳論。二、十三勢論，其標題爲太極拳用功秘訣。三，十三勢行工心解，其標題爲太極拳行功心法。四、十三勢歌，其標題爲太極十三勢歌。五，打手歌。十三勢名目，其標顯爲太極拳勢，另列目錄中。

容本：

一，十三勢論，列歌訣二之後，無標題。二，太極拳論割裂爲二，太極者至不能豁然貫通焉，列歌訣三之後，不偏不倚至學者不可不詳辨焉，列歌訣四之後，無標題。三，太極拳解，列歌訣五之後，無標題。四，十三勢歌，其標題爲十三勢歌訣六。五，十三勢行工心解割裂爲二，以心行氣至進退須有轉換之後，極柔輭至乃可臻於縝密矣之前，雜以歌訣七，其標題爲十三勢行功心解。又打手歌，另列第九章。歌後彼不動一節，亦割裂爲二，彼不動至已意已動，列十三勢論之前，似鬆非鬆至勁斷意不斷，列全文之末，勁斷意不斷下，多藕斷絲亦連五字。

鎮本：

一，十三勢論，其標題爲太極拳論。二，太極拳論，其標題爲太極拳經。三，十三勢歌。四，太極拳解之第二節，——無第一節。——及十三勢行工心解，其標題爲十三勢行功心解。五，打手歌。六，十三勢名目，其標題爲太極拳各勢名稱。

禹本祗有太極拳論一篇，其標題爲太極拳經，後註此論係張三丰先生入室弟子王君宗岳所作。

標題上先師某某傳留，某某師原文，某某原序，這無疑是後人給加上去的。所以讀了廠本十三勢論的標題，必然使人發生疑問，是張三丰傳留下來的呢？還是王宗岳傳留下來的？讀了廠，澄，文三本太極拳解的標題，和澄本十三勢行工心解的標題，必然使人發生疑問，是楊祿禪的原文呢？還是王宗岳的著作？還顯明是後人胡亂添加的證據。

四　拳經中的兩節註

太極拳經除同，禹，圖，鎮四本外，均有如左的一節註：

『此係武當山張三豐老先師遺論—百本：此作古，豐作丰，無先字。秀本：此句作武當山派仙張三峯老師遺論。容本：此句作以上係三丰祖師所著。—欲天下豪傑延年養生—百容二本：養生作益壽。—不徒作技藝之末也。』

澄，微，鑑，致四本，都註在十三勢論，拳解二篇之後。廠，百二本，都註在太極拳論之後。文本註在十三勢論之後。秀本列拳經全文之首。容本註在十三勢論，太極拳論、太極拳解三篇之後。關於這一節註的討論，已在拙著王宗岳考一文內詳說。

此外，還有一節註，各本均註在太極拳論之後。

『此論句句切要在心，』—秀本：無此論二字。百本：分作此論切要，句句在心二句。—並無一字敷衍陪襯，非有夙慧—百本：慧下多一者字。容本：慧下多之人二字。—不能悟也。—容本：不作未。—先師不妄傳人—廠本：無人字，據他本補入。—亦恐枉費工夫耳。』

觀右註『此論……先師不妄傳人』之語，必然是後人給加上去的。

五　文，容，百三本比較他本多出的歌，訣，文

文本：

十三勢論前多出的文：

『未有天地以前，太極無窮之中，渾然一氣，乃爲無極。無極之虛氣，卽爲太極之理

氣，太極之理氣，卽爲天地之根荄，天地之根荄，化生人物，始初皆屬化生，一生之後，化生者少，形生者多，譬如木中生蟲，人身生蝨，皆是化生，若無身上的汗氣，木中的朽氣，那裏得這根荄，可見太極的理氣，就是天地的根荄之領袖也。『下註此處疑有遺漏六字。』

容本：

十三勢論之前，多出的歌與文。

歌：—歌訣一。

『順項貫頂兩膀鬆，束烈下氣把襠撑，胃音開勁兩捶爭，五指爪地上彎弓。』

文：

虛靈頂勁，氣沉丹田，提頂調襠，心中力量，兩膌鬆，然後窒。開合按勢懷中抱□，七星勢，視如車輪，柔而不剛。』

『由脚而腿，由腿而身，練如一氣，如轉鶻之鳥，如貓擒鼠。發動如弓發矢，正其四體、步履要輕隨，步步要滑齊。」

太極拳論之前，多出的文：

「拿住丹田之氣，鍊住元形，能打哼哈二氣。」

十三勢歌之後，多出的文：

「內三合與外三合。」

「骨節相對，開勁攀稍為陽，合披坑審相照，分陰陽之義，開合引進落空，分寬窄老嫩，入箏不入箏，有擊靈之意。斤對斤，兩對兩，不丟不頂，五指緊聚，大節表正，七節要合，八節要扣，九節要長，十節要活，十一節要靜，十二節抓地。三尖相照，上照鼻尖，中照手尖，下照足尖，能顧元氣，不跑不滯，妙令其熟，牢牢心記。能以手望槍，不動如山，動如雷霆，數十年工夫，皆言無敵，果然信乎？高打高顧，低打低應，進打進乘，退打退跟，緊緊相隨，升格未定，沾黏不脫，拳打立根。」

以上文，容二本多出的歌與文，與十三勢論，太極拳論，太極拳解，十三勢歌，十三勢行工心解，打手歌的文采，絕不相同，可以斷其絕非王宗岳的手筆。

容本：

十三勢論之前，多出的歌：－歌訣二。

『舉動輕靈神內斂，莫教斷續一氣研，左宜右有虛實處，意上寓下後天還。』

太極拳論之前多出的歌：－歌訣三。

『拿住丹田鍊內功，哼哈二氣妙無窮，動分靜合屈伸就，緩應急隨理貫通。』

又太極拳論不能豁然貫通焉之後，不偏不倚之前，多出的歌：－歌訣四。

『忽隱忽現進則長，一羽不加至道藏，手慢手快皆非似、四兩撥千運化良。』

太極拳解之前，多出的歌：－歌訣五。

『掤，攌，擠，按四方正，採，挒，肘，靠斜角成，乾、坤，震，兌乃八卦，進，退，顧，盼，定五行。』

十三勢行工心解進退須有轉換之後，極柔輭之前，多出的歌：－訣歌七。

『極柔即剛極虛靈，運若抽絲處處明，開展緊湊乃縝密，待機而動如貓行。』

以上五首歌，歌訣二詠十三勢論。歌訣三，四詠太極拳論。歌訣五詠太極拳解。歌訣七詠十三勢行工心解。

所有太極拳的理，王宗岳已在論解中詳述，這些敷衍陪襯的詩歌，大概是後進太極拳家的作品，把王宗岳的著作，歸納在幾首詩歌中，以便記誦的。如果這五首歌也是王宗岳的原作，那麼，決不會他本絕無，而容本獨有之理。加之姜容樵最善扯謊，他對於著作的態度，極不忠實，尤其足以證明吾的論斷是有理由的。

又容本十三勢歌之後，多出的二十字訣：

『披，閃，擔，搓，歉，黏，隨，拘，拿，扳，輭，掤，摟，摧，掩，撮，墜，繼，擠，攤。』

百本打手歌之後，多出的文：

『又曰：行則動，動則變，變則化，化化無窮。』

參證他本亦無，自非原文。

據姜容樵說，他所得的太極拳譜有二本，一是乾隆時的抄本，一是光緒初年的木板本，與近世所傳者大同小異，然一觀其多出的歌，訣，文，豈止小異，簡直大有不同。按照吾的觀察，容樵稱其得到乾隆抄本，及光緒初木板本的話，全是扯謊騙人，吾來舉些證據給讀者看。査十三勢行工心解中，收卽是放之後，斷而復連之前，容本多放卽是收一句，如果原文確有此句的話，那麽，斷而復連之下，應該有連而復斷四字，方成其爲重復可嚀對比的文句，考放卽是收之句，最早見於民國十四年出版的陳微明太極拳術一書中，吾所見的廠，同鈔本，及民國元年關百益根據數種舊鈔本考訂的太極拳經，均無此四字，故吾疑此四字是陳微明所添加的。姜容樵的太極拳講義，於民國十九年出版，書中此句的來源，當然錄自陳微明的太極拳術，光緒初的木板本是謊話，乾隆時的抄本，尤其是騙人。玆再舉出一個無可辯飾的證據來以證吾言。

陳秀峯太極拳眞譜有如左之一節：

又曰：彼不動，已不動，似鬆非鬆。彼微動，已先動，將展未展，勁斷意不斷。陳秀峯加此：彼不動，已先動，勁斷神不斷，藕斷絲又連。」

藕斷絲連之句，是陳秀峯所添加，容本藕斷絲亦連之句，雖『又』字改爲『亦』字，然終歸是陳秀峯之手筆，那是不可否認的。光緒初的木板本，不是謊話嗎？乾隆時的抄本，不尤其是騙人嗎？所以容本中多出的歌，訣，文，如棠中的雜樣，而不是出於一手 時的文章。

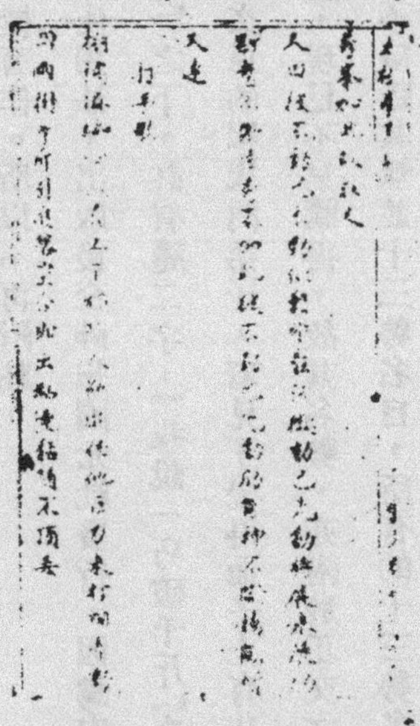

陳秀峯加藕斷絲又連之證據。——太極拳真譜。

六　十三勢名目的說明與研究

十三勢名目，各本均有不同，本書以廠本爲正文外，並將馬同文太極拳譜，黃文叔太極拳要義，陳秀峯太極拳眞譜，關百益太極拳經所載名勢，附列於後。餘如陳微明太極拳術，許禹生太極拳勢圖解，徐致一太極拳淺說，吳圖南科學化的國術太極拳，陳振民，馬岳樑的吳鑑泉氏的太極拳，姜容樵，姚馥春的太極拳講義，田鎮峯的太極拳，均爲易購之書，吳鑑泉的太極拳圖，雖爲非賣品，然其十三勢名目，可參看徐致一，吳圖南，陳振民，馬岳樑著作。所以不再附註。

楊澄甫太極拳使用法，出版後交神州國光社發行，因爲內容太質而不文，例如書中『有說一力強十會』之下，註有禮二字，『我說一巧破千斤』之下，註不錯二字，這是都江湖套語，號稱能文章的楊氏門弟子，看見了覺得面子上有些那個，反對將該書發售，所以不久卽行收回，現已不易購得，故其名勢，亦附於正文之後。

王宗岳的原著，不侫斷其無並十三勢名目，所有的十三勢名目，是各派自己添加上去的。所以楊派手裏的太極拳經，其十三勢名目便爲楊派的，武派手裏的太極拳經，其十三勢名目便爲武派的，楊派之中，又分出若干支流，其太極拳經中的十三勢名目，又各隨其支流而不同，這也是有力的證明。

王宗岳陰符鎗譜

唐豪編

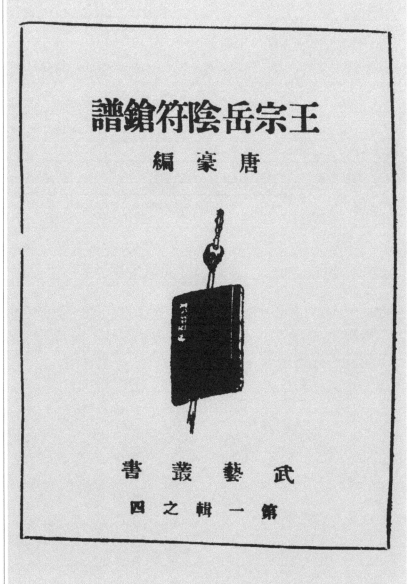

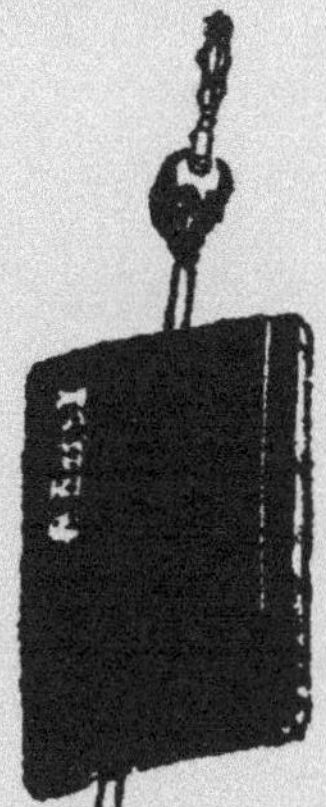

武藝叢書

第一輯之四

陰符鎗譜敍

蓋自易有太極，始生兩儀，而陰陽之義以名。然道所宜一，理百體而安萬化者，則不存乎陽，而存乎陰。孔子曰：『尺蠖之屈，以求伸——原文伸下尚有一之字。——也，龍蛇之蟄，以存身也。』古今來言道之——原文無之字。——家本乎此，即古今來談兵之家，亦有未能出乎此者也。每慨世之所謂善槊者，類言勢而不言理，夫言——原文言訛宰。——勢而不言理，是徒知有力，而不知有巧也，非精於技者矣。

山右王先生，自少時經史而外，黃帝、老子之書及兵家言，無書不讀，而兼通擊——原文擊訛繫。——刺之術，鎗法其尤精者也。蓋先生深觀於盈虛消息之機，熟悉於止齊步伐——原文伐作法。——之節，簡練揣摩，自成一家，名曰陰符鎗，噫！非先生之深於陰符，而能如是乎？

辛亥歲，先生在洛，即以示予，予但觀其大略，而未得深悉其蘊，每以爲憾！予應鄉試居汴，而先生適館於汴，退食之餘，復出其稿——原文稿訛館——。示予，乃悉心觀之，

陰符鎗譜叙　二

先生之——原文之下衍一館字。——鎗，其濳也若藏於九泉之下，其發也若動於九天之上，變化無窮，——原文此句作下無窮。——剛柔相易，而其總歸於陰之一字，此誠所謂陰符鎗者也。夫理無大小，道有淺深，隨人所用，皆可會於一源，陰符經言道之書，廣大悉備，而先生取其一端，用之一鎗，然則觀之於鎗，亦可知先生之——原文之作知。——於道矣。昔楊氏之鎗，自云二十年梨花鎗，天下無敵手，夫以婦人而明鎗法，不過知其勢，未必能達其理意也，而猶能著一時而傳後世若此，况先生深通三教之書，準今析古，精練而成，而謂不足傳於天下後世乎！

先生常謂予曰：『予本不欲譜，但悉心於——原文於字在但字下。——此中數十年，而始少有所得，不以公之天下，亦鳥之於功，若知其是哉！——此兩句當有訛。——於是將鎗法集成爲訣，而明其進退變化之法，囑序於予，因誌其大略而爲之序云。——原文云下尙有一載字。

乾隆歲次乙卯。

陰符鎗譜目錄

陰符鎗譜目錄

二

陰符鎗譜

（王宗岳）

一　陰符鎗總訣六則

一：身則高下，手則陰陽，步則左右，眼則八方。

二：陽進陰退，陰出陽囘，粘隨不脫，疾若風雲。

三：以淨（當是靜字。）觀動，以退敵前，（此句當有沿訛。）審機識勢，不爲物先。

四：下則高之，高則下之，左則右之，右則左之。

五：剛則柔之，柔則剛之，實則虛之，虛則實之。

六：鎗不離手，步不離拳，守中禦外，必對三尖。

二　上平勢七則

立身要聳，前步要顛，滿托上與胸齊，此長鎗勢也，用之小鎗可也。

彼鎗扎我左脅，我開左步，向裏促步前進，連掤他手，勢窮反鎗，我單手扎出。

彼鎗扎我右脅，我闢右步，向外隨步扎彼小門，落騎馬勢，卽照下平勢運用可也。

彼鎗扎高（扎高當是高扎之倒。）我大門，我搭鎗如蛇纏物，連足赶上二轉，將彼鎗扶在正中，盡力使下，卽用單手扎出，小門同。彼從大門，不論上中下三門扎我，卽乘扎之時，開右步，隨右步躲開彼鎗，用單手盡力中平扎彼大門，是爲青龍獻爪。

彼從小門，不論上中下三門扎我，卽乘彼鎗（鎗下當有脫字。）之時，懸空轉步，躲開彼鎗，用單手盡力扎彼小門，亦是青龍獻爪。

（註）若將第四節分作二則，本篇當佚一則。

三　中平勢十三則

立身要正，平鎗在臍上，彼中平扎我大門，我用圈法圈開彼鎗，單手扎出。

彼中平扎我小門，我用圈法圈開彼鎗，單手扎出可也。彼鎗中平扎我大門，我退步掩彼鎗稍，當是梢字。彼轉扎我小門，我撤前手，單手扎彼小門。

彼中平扎我小門，退步掩彼鎗稍，當是梢字。彼鎗扎我大門，我撤前手，單手扎出可也。

彼中平扎我大門，我開左步，隨右步，後手轉陽至臍下，前手合陰，雙手照他虎口扎出。

彼中平扎我小門，我開左步，隨右步，落騎馬勢。雙手照他手腕扎去。

彼中平扎我大門，我用青龍獻爪扎去，與上平法同。彼扎我小門，我用青龍獻爪扎去，亦與上平法同。

彼中平扎我大門，我退步挑彼手腕，鎗要出長，前手仰，後手合。

彼中平扎我大門，我退步從他，指前手，托後手扎。扎下當脫一彼字。彼高扎我大門，我隨鎗作托刀勢，起鎗扎彼手，或彼杆，或彼鎗開稍，當是梢字。㠯反手用盡力扎出。

彼高扎我，圈開彼鎗，進步雙手高扎彼臉，他鎗起護，我撤開前手，用單手扎彼腮。

彼平扎我小門，我開左步，隨右步，落騎馬勢捉彼，以後照彼下平勢用。彼待鎗不動，如先扎，必合鎗開稍（當是梢字。）則扎，不開稍（當是梢字。）則不扎。

（註）須將第二節，第六節，第八節，各分作二則，方符標題十二則之數。

四　下平勢十一則

彼中平梨花滾袖鎗扎我，我用陰陽手一仰一合，輕敲彼鎗，連足退後要扎他，他轉鎗之時，我撤前手，單手扎出。

彼低粘我，不論大小門，我與（疑是於字之訛）他落鎗之時，進前步，起身扎他咽喉，此下平勢俱可用之。

托刀勢，後腿弓，前腿蹬，彼扎我，我身懸空轉步，單手扎彼脚腕，彼從大（大下疑脱門字。）中平扎我，我前足收回，用雙手扎，俯身打彼鎗杆，連足赶上，敲彼前手，待彼勢窮，反鎗單手扎出。

彼從小門斜扎我，我將前足收回，用陽手背扎扎（疑衍一扎字。）他鎗，彼轉鎗大門扎我，我開左步，代右步，用單手扎彼小腹。

彼低粘我鎗，我向他小門，開左步，促右步，雙手扎彼乳下。

我稍（當是梢字。）在左，他中平扎我，我開左步，代右步，單手盡力扎彼小腹。我鎗在右，他中平扎我，我懸空轉步洛（當是落字。）騎馬勢，單手扎彼左脅，中與不中，卽抽鎗照原勢跳回。他若赶來，將鎗在地顚起，用滑步扎他，我鎗稍（疑是梢字。）在中，看其身一動，卽發鎗扎去，是謂先發制人，名占位之鎗。

彼從大門高扎我，我從大門圈開他鎗，用單手扎出可也。彼從小門高扎我，我從小門圈開彼鎗，亦用單手出也，（手下當脫一扎字，出下當脫一可字。）

（註）本篇佚數則。

五　川（當是穿字）袖，挑手，穿脂（當是指字）搭外，搭裏十七則

一：今人扎鎗，步步上前，殊失進退之理，我今定退一步法，隨護隨退，則彼鎗扎空，其心必亂，亂而取之，其勢甚易，蓋爭先者，黃帝之學也，退後者，老子之教也。

二：今人扎鎗，以捉拿爲主，捉拿不住，不敢還鎗，則利在常扎者，不如躲還，只妙在一時，所謂中平一點，難招架也。

三：今人扎鎗，高扎高迎，低扎低迎，緊緊相隨，爲（當是惟字之訛。）恐

不及，失之大（當是太字。）迂，不如高扎高迎，彼洛（當是落字。）我卽扎高，低扎低迎，彼起我卽扎低，在上扎上，在下扎下，甚爲捷便。

四：今人扎鎗，多用轉鎗，裏掩扎外，外掩扎裏，如梨花滾袖鎗是也。不知此最吃虧，如彼鎗扎我，我從大門掩住彼鎗，令其扎我小門，彼轉鎗扎我，我撤前手，後手扎出，彼洛（當是落字。）空，我鎗着實矣。

五：凡發鎗扎人，遷（疑是要字之訛。）扎透，不遷（疑是要字之訛。）扎穿，一點便回，隨立，（立下當有脫字。）一（當是以字。）備不虞，兵法所謂一克如始戰者是也，慎之慎。（當脫一之字。）

六：凡與人扎對鎗，（原文凡上衍一曰字。）不許呆立，他以虛鎗相試，我以虛鎗相應，彼進我退，彼退我進，足要輕，步要碎，身無定影，飄飄如仙，待實扎之時，我躲鎗還鎗，使開步法向前，偏（當是偏字之訛。）身着力也。

七；凡與人對鎗，要去貪心，絕（絕下疑有脫字。）氣，眼注彼手，勿得旁觀，徹有不便，不勉强發鎗，待時而動，一擊便（便下當脫一中字。）爲上垂。（當是乘字之訛。）

八：凡與人對鎗，要善賣破綻，誘之便（當是使字之訛。）入，中途擊之，彼不及防，兵法所謂形之敵，必從之者也。

九：凡與人對鎗，我心不肯先扎，必不得己，亦爲（當是惟字之訛。）點一鎗誘之使入矣。

十：凡與人對鎗，讓我先扎，我虛點一鎗，郎便囘身，彼若赶來，其舉足未定之時，(其上當脫一乘字。)所謂及其陳未定而薄之者是也。(本節有脫句。)

十一：凡與人扎鎗，利在乘虛，如彼扎上則下虛，扎下則上虛，扎右則左虛，扎左則右虛，以目注之，以時蹈之，(原文蹈下衍則上虛扎右則左虛扎左則右虛以目注蹈十七字。)百不失一，兵法(法下當脫所謂二字。)兵形避實而擊(擊下當脫一虛字。)者是也。

十二：凡與人扎鎗，與用兵相吾，(當是同字。)體者：兵也。心者：大將也。目者：先鋒也。三軍運用，雖在一人，然平日之節制，(本句當有脫字。)已戰之時，先鋒領衆對敵，固不及事事而謀之大將，扎鎗亦然，平日手是(當是足字。)習熟，對敵之時，目光一照，四休(當是體字。)從今，(當是令字。)亦(當是不字。)及著著用心也。

十三：凡扎鎗不必著數太多，博而不精，終屬無益，只在要緊處操演精熟，變化無窮而已，所謂兵不在多而在精者也。

十四：凡與人扎鎗，我發鎗扎彼，※彼從大門拿開，我鎗洛（是當落字。）左，不必着急，看其高來，我倒後步盡力一抽，洛（當是落字。）抱刀勢，反身單手扎出，看其低來，我倒後步作韋攔勢，逼住他鎗。

十五：凡與人對鎗，我發鎗扎人，彼從小門拿開我鎗，令我洛（當是落字）右，不必着急，待其扎來，不論高低，我將前步一退，後手一提，作剪（當翦字之是訛。）步而走，出險之後，重回定勢。

十六：凡與人對鎗，要看勢，兵法云：用衆者務易，用寡者務險，一人與二人扎鎗，其數已陪（當是倍字之訛。）况多者乎！據險冈不待言，然平人扎鎗，與兵究竟不同，兩軍對壘，限於紀律，豈當脫一能字。曳兵而走，是平入當是人字之訛。則不然，相待當是持字。於城邑院落之中，固宜二字當衍或據穿口，或據隘巷，芳芳字當衍。平原壙當是曠字。野，彼衆我寡，則以剪當是翦字。跳爲主，必不可背陷重圍，想起空間之處，卽我拖當是托字之訛。足之所，彼赶來拖刀當是鎗字。而走，不赶卽止，頻頻囘顧，見有輕足善足當是走字之訛。者，迫近吾身，我囘身單手直刺，中與不中，拔鎗又走，出險又息，駡之使來，赶來又如前，如此則一可敵百矣。

十七：凡與人扎鎗之法，先學蹤跳，能踰高赶遠，繼之以以下當有脫字。，則萬將難敵矣。

六　陰符鎗七絕四首

嫋嫋長鎗定二神，也無他相也無人，勸君莫作尋常看，一段靈光貶此身。

心須望手手望鎗，望手望鎗總是真，煉到丹成九轉後，心隨鎗手一齊迷。

至道何須分大小，精粗總是一源頭。若將此術（術下當脫一字。）兵論，孫武何須讓一籌。

靜處爲陰動則符，工夫祇是有沉謀，若還靜裏無消息，動似風雲也算浮。